La Mente Importa
Navegando las 10 Principales Necesidades de Salud Mental

Dr. José De La Rosa

Índice Capítulo 1: Introducción - Comprender la Salud Mental y su Importancia
- El Comienzo del Viaje
- Revelando la Salud Mental
- Lo que Encontrarás en el Interior

Capítulo 2: Rompiendo el Estigma: Una Guía para Prosperar - Desmantelando Conceptos Erróneos y Abrazando la Esperanza
- Hablemos de la Salud Mental
- Liberándonos del Estigma
- Tu Primer Paso hacia la Prosperidad

Capítulo 3: Estrategias para el Bienestar Mental - Tu Mapa para el Bienestar Emocional
- Cuidar tu Salud Mental
- Elementos Esenciales del Autocuidado
- Dominar la Resiliencia Emocional

Capítulo 4: Empoderando la Salud Mental - Superando Barreras y Accediendo al Apoyo
- El Camino hacia el Empoderamiento
- Abriendo Puertas a la Ayuda
- Recursos para tu Viaje

Capítulo 5: Abordando las 10 Principales Necesidades de Salud Mental - Exploración Profunda de Desafíos Clave
- Ansiedad: Manejando la Tormenta
- Depresión: Encontrando la Luz
- Trauma: Tu Camino hacia la Sanación
- Estrés: Estrategias para Afrontar la Vida
- Regulación Emocional: Encontrando el Equilibrio
- Autoestima: Construyendo Confianza
- Adicción: El Camino hacia la Recuperación
- Conexión Social: Tendiendo Puentes
- Atención Plena: El Poder de la Conciencia
- Resiliencia: Tu Fuerza Interior

Capítulo 6: Construyendo Resiliencia para el Bienestar Mental - El Arte de Recuperarse más Fuerte
- Revelando el Secreto de la Resiliencia
- Tu Caja de Herramientas Personal de Resiliencia
- Historias de Resiliencia en la Vida Real

Capítulo 7: Vivir con Atención Plena para la Salud Mental - Desbloquear tu Potencial Interior a través de la Atención Plena
- La Magia de la Atención Plena
- Ejercicios Prácticos de Atención Plena
- Abrazando la Autoconciencia

Capítulo 8: Superando Obstáculos: Historias de Esperanza y Sanación - Relatos Inspiradores de Triunfo sobre Desafíos de Salud Mental

- Personas Reales, Historias Reales
- Superando Obstáculos y Encontrando el Bienestar
- Deja que sus Viajes te Inspiren

Capítulo 9: Prosperando en Momentos Difíciles: Tu Mapa para la Salud Mental - Guiándote en Crisis y Priorizando el Bienestar Mental
- Navegando Aguas Turbulentas
- Tu Guía de Supervivencia: Autocuidado y Apoyo
- Cuando los Tiempos se Vuelven Difíciles, tu Salud Mental Importa

Capítulo 10: Recuperando la Alegría: Transformando Desafíos de Salud Mental - Descubriendo la Fuerza Interior y Reencontrando la Alegría
- Transformando Desafíos en Triunfos
- El Poder del Apoyo, la Resiliencia y el Autoconocimiento
- Liberando la Alegría una Vez Más

Capítulo 11: Llamado a la Acción por la Salud Mental - Tu Rol en Promover la Conciencia y el Cambio en la Salud Mental
- Un Llamado a la Acción: la Salud Mental Importa
- Rompiendo las Cadenas del Silencio y el Estigma
- **Abogando por el Cambio: Recursos y Próximos Pasos Conclusión**: Una Sinfonía de Esperanza para la Salud Mental - Abrazando la Esperanza, la Compasión y el Cambio
- El Latido de Nuestro Viaje
- El Poder de la Esperanza y la Comprensión
- Continuando la Sinfonía de la Salud Mental

Introducción:

Navegando el Paisaje Interno

En un mundo que a menudo prioriza la salud física por encima de todo, es fácil pasar por alto un aspecto igualmente vital de nuestro bienestar: nuestra salud mental. Nuestras mentes son instrumentos intrincados, delicados y poderosos que nos guían a través del laberinto de los desafíos y triunfos de la vida. Sin embargo, con demasiada frecuencia, pasan desapercibidos hasta que comienzan a fallar, y nos encontramos lidiando con emociones abrumadoras, ansiedad o depresión.

Aquí es donde " **La Mente Importa** " interviene, siendo una luz guía en medio de las sombras que a veces nublan nuestro paisaje mental. Bienvenido a un viaje que profundiza en los reinos de nuestra conciencia, iluminando las complejidades de la mente humana y ofreciéndote un mapa para navegar las diez principales necesidades de salud mental que nos afectan a todos.

El Peso del Silencio: *La salud mental ha estado durante mucho tiempo envuelta en silencio, estigma y conceptos erróneos. Para demasiados, sigue siendo un* *territorio inexplorado, dejando a innumerables personas cargar en silencio con el peso de sus cargas emocionales. Las repercusiones de este silencio son de gran alcance, afectando no solo a individuos sino también a comunidades enteras, lugares de trabajo y sociedades.*

Sin embargo, la marea está cambiando. Las conversaciones sobre salud mental están comenzando lentamente a liberarse de las cadenas del estigma, y el reconocimiento de nuestro bienestar psicológico como una parte esencial de nuestra salud general está ganando impulso. Personas de todos los ámbitos de la vida están hablando, compartiendo sus historias y buscando ayuda. " **La Mente Importa** " es un testimonio de este cambiante panorama, ofreciendo una guía integral que tiene como objetivo empoderar, educar e inspirar.

El Poder de la Comprensión: *Comprender las necesidades de salud mental es un paso crítico hacia la creación de una sociedad que valore el bienestar de cada individuo. Cuando comprendemos las complejidades de nuestras mentes y las necesidades que albergan, estamos mejor preparados para apoyarnos a nosotros mismos y a quienes nos rodean. Dejamos de ver la salud mental como un reino separado, desconectado de nuestras vidas cotidianas, y en su lugar la abrazamos como una parte integral de nuestra existencia.*

" **La Mente Importa:**" Se embarca en este viaje de comprensión, desentrañando la intrincada trama de nuestras necesidades mentales. Desde el manejo de la ansiedad hasta la recuperación del trauma, desde el cultivo de la resiliencia hasta el fomento de la autoestima, este libro será tu guía a través del laberinto de la salud mental.

El Plan de " La Mente Importa: " *Cada capítulo de* **" La Mente Importa "** *está dedicado a explorar una necesidad específica de salud mental, basándose en una combinación de investigación, conocimientos de expertos y las experiencias vividas de individuos que han navegado estos desafíos. Encontrarás estrategias prácticas, mecanismos de afrontamiento y orientación sobre cómo abordar y superar estas necesidades. Además, este libro sirve como un faro de esperanza, recordándote que no estás solo en este viaje.*

En las páginas que siguen, profundizaremos en las siguientes diez necesidades de salud mental:

1. **Manejo de la Ansiedad:** Comprender y manejar eficazmente la ansiedad para recuperar el control de tu vida.

2. **Tratamiento de la Depresión:** Explorar tratamientos y estrategias para combatir la depresión y abrazar una vida de vitalidad.
3. **Recuperación del Trauma:** Navegar el camino hacia la recuperación y la sanación de las heridas del trauma.
4. **Estrategias para Afrontar el Estrés:** Equiparte con herramientas para manejar el estrés y construir la resiliencia.
5. **Habilidades de Regulación Emocional:** Dominar el arte de comprender y controlar tus emociones.
6. **Construcción de la Autoestima:** Cultivar un sólido sentido de autoestima y auto compasión.
7. **Recuperación de Adicciones:** Liberarse del control de las adicciones y encontrar un camino hacia la sobriedad.
8. **Conexión Social y Comunidad:** Construir conexiones significativas y forjar una comunidad de apoyo.
9. **Atención Plena y Autoconciencia:** Aprovechar el poder de la atención plena para mejorar la autoconciencia y la paz interior.
10. **Resiliencia y Habilidades de Afrontamiento:** Fortalecer tu resiliencia y perfeccionar tus habilidades de afrontamiento para enfrentar los desafíos de la vida de frente.

Tu Viaje en Salud Mental: *Este libro no se trata solo de conocimiento; se trata de transformación. Se trata de dar el primer paso en tu viaje de salud mental o de mejorar el camino en el que ya te encuentras. Se trata de encontrar la fuerza para expresar tu verdad, buscar ayuda cuando sea necesario y crear un mundo donde la salud mental no sea solo una prioridad, sino un derecho fundamental.*

A medida que emprendemos esta exploración juntos, recuerda que no estás solo en tus luchas ni en tus victorias. Innumerables personas han recorrido este camino antes que tú, y han dejado un rastro de sabiduría, resiliencia y esperanza. "**La Mente Importa** " es tu guía hacia su sabiduría colectiva, ofreciendo un mapa hacia días más brillantes y una mente más saludable.

Así que, permítenos viajar juntos a través de las páginas de este libro, donde las complejidades de tu mente serán reveladas, tu espíritu será fortalecido y tu corazón será elevado. Juntos, navegaremos las diez principales necesidades de salud mental y, al hacerlo, no solo descubriremos el poder de nuestras mentes, sino también la fuerza ilimitada que reside dentro de nosotros mismos.

Bienvenido a " **La Mente Importa:** Navegando las 10 Principales Necesidades de Salud Mental". Que comience nuestro viaje.

Definición del Propósito de " La Mente Importa:

En un mundo donde las demandas de la vida diaria a menudo eclipsan la importancia del bienestar mental, " **La Mente Importa**: Navegando las 10 Principales Necesidades de Salud Mental" emerge como un faro de comprensión, orientación y esperanza. Este libro no es simplemente una colección de palabras en papel; es una brújula que señala a los lectores hacia el paisaje profundo y complejo de sus propias mentes. En su núcleo, el propósito de este libro es arrojar luz sobre las complejidades de la salud mental, ofreciendo perspicacia, apoyo y herramientas prácticas para navegar las diez principales necesidades de salud mental que afectan las vidas de innumerables individuos en todo el mundo.

La Crisis de la Salud Mental

La salud mental, a menudo relegada a las sombras del discurso público, ha estado experimentando una crisis silenciosa durante demasiado tiempo. Las estadísticas pintan un cuadro sombrío: la depresión, los trastornos de ansiedad y otros desafíos de salud mental están en aumento a nivel global, afectando a personas de todas las edades, orígenes y estilos de vida. Según la Organización Mundial de la Salud, la depresión es ahora la principal causa de discapacidad en todo el mundo, y los trastornos de ansiedad no están muy atrás. Sin embargo, a pesar de la prevalencia de estos problemas, muchos todavía luchan con el peso del silencio y el estigma que rodea la salud mental.

El propósito de " **La Mente Importa** " es romper este silencio. Su objetivo es desmantelar el estigma que ha arrojado una larga sombra sobre las personas que viven con desafíos de salud mental y, al hacerlo, iniciar una conversación sincera y compasiva. Este libro se esfuerza por llevar la salud mental al primer plano, reconociéndola como un componente fundamental de nuestro bienestar general. Al definir y abordar las diez principales necesidades de salud mental, buscamos proporcionar un mapa a aquellos que se han sentido perdidos en el laberinto de sus propias mentes.

Comprendiendo el Propósito: Una Inmersión más Profunda

Para comprender verdaderamente el propósito de " **La Mente Importa** ", debemos descomponerlo en sus componentes esenciales:

1. **Educación y Conciencia:** Uno de los objetivos principales de este libro es educar. Sirve como un compendio de conocimiento, explorando las diez principales necesidades de salud mental en

profundidad. A través de investigaciones exhaustivas, conocimientos de expertos y experiencias reales, aspiramos a proporcionar a los lectores una comprensión fundamental de estas necesidades. Al arrojar luz sobre las complejidades de la salud mental, empoderamos a las personas para que reconozcan, admitan y aborden sus propios desafíos o los de sus seres queridos.

2. **Romper el Estigma: El propósito de " La Mente Importa "** se extiende más allá del conocimiento hacia la defensa. Estamos comprometidos en desmantelar el estigma que rodea los problemas de salud mental. El estigma perpetúa el silencio, la vergüenza y el sufrimiento. Es una barrera que impide que las personas busquen ayuda, hablen abiertamente sobre sus luchas o accedan al apoyo que necesitan. Al discutir abiertamente y normalizar las conversaciones sobre salud mental, aspiramos a erosionar las paredes del estigma ladrillo a ladrillo, creando una sociedad más compasiva e inclusiva.

3. **Orientación Práctica:** El conocimiento por sí solo no es suficiente. El propósito de este libro es proporcionar orientación práctica y estrategias accionables. Reconocemos que comprender las necesidades de salud mental es solo el primer paso. Para efectuar un cambio significativo, las personas necesitan herramientas, mecanismos de afrontamiento y recursos para navegar los desafíos que enfrentan. Cada capítulo de **" La Mente Importa "** se dedica a explorar una necesidad específica de salud mental, ofreciendo ideas, consejos y prácticas respaldadas por evidencia para empoderar a los lectores en su viaje hacia un mejor bienestar mental.

4. **Empoderamiento y Apoyo: " La Mente Importa "** busca empoderar a las personas para que tomen el control de su viaje de salud mental. Anima a los lectores a convertirse en participantes activos en su propio bienestar, promoviendo la autodefensa y la auto compasión. El propósito es ofrecer apoyo no solo a través de información, sino también compartiendo historias de resiliencia y recuperación. Estas historias sirven como recordatorio de que, por desalentadores que puedan parecer los desafíos, hay esperanza y un camino hacia adelante.

5. **Comunidad y Unidad:** La salud mental nos afecta a todos, trascendiendo fronteras geográficas, divisiones culturales y jerarquías

sociales. El propósito de " **La Mente Importa** " es fomentar un sentido de unidad y comunidad. Invita a personas de diversos orígenes a unirse en el reconocimiento compartido de nuestra humanidad común. Al tejer los hilos de nuestras historias en un tapiz de comprensión, esperamos crear una comunidad de apoyo donde las personas puedan encontrar consuelo, empatía y la certeza de que no están solas.

Conclusión: La Revelación del Propósito

En su esencia, " **La Mente Importa**: Navegando las 10 Principales Necesidades de Salud Mental" es un libro que tiene como objetivo servir a la humanidad. Busca elevar, educar y unir. Se esfuerza por ser un compañero de confianza en el intrincado camino del bienestar mental. Su propósito no es solo informar, sino transformar vidas, uno a uno. Empezamos este viaje con la firme creencia de que comprendiendo y abordando nuestras necesidades de salud mental, podemos recuperar nuestra fortaleza interior, fomentar la resiliencia y construir un mundo donde la salud mental realmente importe.

Dedicatoria:

A las Almas Valientes que Navegan la Tormenta

A los corazones resilientes y espíritus perseverantes, Este libro está dedicado a cada alma valiente que se despierta cada día con el peso del mundo descansando sobre sus hombros, pero encuentra la fuerza para seguir adelante. Ustedes, los héroes anónimos de nuestro mundo, quienes enfrentan las batallas invisibles de la mente con valentía y determinación inquebrantable, son la fuerza impulsora detrás de " **La Mente Importa**": Navegando las 10 Principales Necesidades de Salud Mental".

En el vasto tapiz de la humanidad, existe un hilo único, el hilo del sufrimiento, la resiliencia y la esperanza, que nos une a todos. Son sus experiencias, sus historias, sus luchas y sus triunfos los que han tejido este tapiz en una obra maestra de fortaleza inquebrantable. Es su resiliencia frente a la adversidad lo que nos inspira a emprender este viaje, a sumergirnos profundamente en las profundidades de su dolor y a elevarnos juntos hacia las orillas de la sanación y el bienestar.

Las Batallas Invisibles: Sus batallas son diferentes a cualquier otra, ya que se desarrollan en los corredores laberínticos de su mente. El mundo no siempre ve las guerras que libran, las cicatrices que llevan o las lágrimas que derraman en las horas silenciosas de la noche. Puede que no escuche la sinfonía de pensamientos que orquestan la sinfonía de sus emociones, a veces en una armoniosa melodía y otras veces en una cacofonía disonante. Su dolor puede ser invisible para el mundo, pero es dolorosamente real para ustedes.

Dedicamos " **La Mente Importa** " a ustedes porque reconocemos la enormidad de su lucha. Reconocemos la valentía que implica enfrentar cada día, incluso cuando la oscuridad amenaza con envolverlos. Entendemos que su viaje no es lineal y que la sanación no siempre es rápida. No están solos en su sufrimiento, y estamos aquí para apoyarlos incondicionalmente.

Una Voz Colectiva: Al dedicar este libro a ustedes, esperamos amplificar sus voces, las voces que han sido silenciadas durante demasiado tiempo. Nuestro objetivo es transformar las sombras que envuelven la salud mental en un foco de comprensión y compasión. A través de sus historias, su resiliencia y su viaje hacia la sanación, esperamos transmitir un mensaje poderoso: no están definidos por sus desafíos, sino por su fuerza para enfrentarlos.

Ustedes, que luchan contra la ansiedad, llevando el peso de sus preocupaciones sobre sus hombros, no están solos. Ustedes, que combaten el abrazo sofocante de la depresión, buscando la luz en medio de la oscuridad, no están solos. Ustedes, que llevan las cicatrices del trauma pero se niegan a dejar que definan su futuro, no están solos. Ustedes, que luchan contra el implacable agarre del estrés, encontrando formas de construir resiliencia día a día, no están solos. Ustedes, que navegan por los turbulentos mares de las emociones, buscando equilibrio y control, no están solos. Ustedes, que están en un viaje de autodescubrimiento, reconstruyendo los fragmentos de la autoestima, no están solos. Ustedes, que luchan contra la tirantez implacable de la adicción, no están solos. Ustedes, que anhelan conexiones significativas y comunidad, no están solos. Ustedes, que abrazan la atención plena y la autoconciencia como herramientas de empoderamiento, no están solos. Ustedes, que encarnan la esencia de la resiliencia y el arte de afrontar, no están solos.

Un Viaje Colectivo Juntos, emprendemos un viaje colectivo, un viaje hacia la comprensión, la sanación y el bienestar. "Mind Matters" es más que un libro; es un puente que conecta sus experiencias con la comprensión del mundo. Es un testimonio de su valentía y un homenaje a su espíritu indomable.

Que las páginas de este libro sirvan como un refugio, un lugar donde puedan encontrar consuelo, orientación y la certeza de que son vistos y escuchados. Que las historias dentro de estas páginas los inspiren y las estrategias prácticas los empoderen para navegar por el intrincado laberinto de sus mentes con gracia y resiliencia.

Al dedicar "Mind Matters: Navegando las 10 Principales Necesidades de Salud Mental" a ustedes, nuestra promesa es simple: no están solos en su viaje. Son queridos, respetados y celebrados. Sus luchas no los definen, pero su resiliencia y fortaleza sí lo hacen. Juntos, navegaremos la tormenta y juntos, emergeremos hacia la luz.

Con una admiración infinita y un apoyo inquebrantable, Dr. José De La Rosa

Capítulo 1

El Peso de la Ansiedad

En la quietud de la noche, cuando el mundo duerme, tu mente corre con pensamientos que parecen estar más allá de tu control. Tu corazón late fuerte, y una sensación pesada se instala en tu pecho. La ansiedad ha venido a visitarte nuevamente.

La ansiedad, la compañera implacable que afecta a millones en todo el mundo, sin importar la edad, el género o el origen. Es un sentimiento que todos hemos experimentado en algún momento de nuestras vidas, una respuesta natural a las incertidumbres y desafíos de la vida. Sin embargo, para muchos, la ansiedad trasciende la preocupación ocasional; se convierte en una presencia constante, una sombra que se niega a disiparse.

Comprendiendo la Ansiedad

La ansiedad es una emoción compleja y multifacética, que puede manifestarse en diversas formas e intensidades. En su núcleo, es una respuesta a amenazas o peligros percibidos, desencadenando una oleada de adrenalina, conocida como la respuesta de "luchar o huir", en nuestros cuerpos. En moderación, la ansiedad puede ser un mecanismo útil y protector, alertándonos sobre posibles peligros y manteniéndonos vigilantes.

Sin embargo, cuando la ansiedad se descontrola, se convierte en una carga en lugar de un beneficio. Este es el punto en el que se infiltra en nuestra vida diaria, afectando nuestros pensamientos, emociones y comportamientos. Puede manifestarse como trastorno de ansiedad generalizada (TAG), trastorno de ansiedad social, fobias específicas, trastorno de pánico u otras formas, cada una con su conjunto único de desafíos.

El Peso de la Preocupación Excesiva

Imagina despertar cada mañana con una sensación de inminente desgracia, tu mente llena de suposiciones y escenarios catastróficos. Imagina la incomodidad que se cierne cuando estás entre una multitud, haciendo que cuestiones cada uno de tus movimientos y palabras. Imagina los síntomas físicos, como un corazón acelerado, manos temblorosas y falta de aire, que acompañan a la ansiedad, haciendo que incluso las tareas más simples parezcan insuperables.

Esta es la realidad para aquellos que viven con ansiedad crónica. No es simplemente un sentimiento pasajero de nerviosismo antes de una presentación o una entrevista de trabajo; es una presencia omnipresente y penetrante que puede erosionar la calidad de vida de una persona. Es la preocupación implacable que se niega a ser aplacada, la inquietud que se arraiga en el fondo del estómago.

Los Rostros de la Ansiedad

La ansiedad tiene muchos rostros, y sus manifestaciones varían de persona a persona. Para algunos, es el miedo a hablar en público que los paraliza en entornos profesionales. Para otros, es el temor a las interacciones sociales que conduce al aislamiento. También puede manifestarse como fobias específicas, como el miedo a volar, a las alturas o a las arañas, lo que lleva a las personas a evitar situaciones que desencadenen su ansiedad.

En algunos casos, la ansiedad puede escalar en ataques de pánico, intensos y repentinos episodios de miedo e incomodidad. Estos ataques pueden ser tan abrumadores que las personas pueden sentir que están perdiendo el control o experimentando un ataque al corazón. El miedo a tener otro ataque de pánico puede convertirse en un ciclo vicioso que alimenta aún más la ansiedad.

El Ciclo del Pensamiento Catastrófico

Una de las características definitorias de la ansiedad es el pensamiento catastrófico, la tendencia a imaginar los peores resultados posibles en cualquier situación dada. Es como si tu mente se convirtiera en una narradora, tejiendo relatos de perdición y desastre. Cada contratiempo se percibe como una catástrofe, cada desafío como un obstáculo insuperable.

El pensamiento catastrófico alimenta el ciclo de la ansiedad. Perpetúa un estado de hiper-vigilancia, donde siempre estás en alerta máxima, anticipando peligros en cada esquina. Este estado elevado de alerta no solo afecta tu bienestar mental, sino que también tiene consecuencias físicas, como el aumento de la frecuencia cardíaca, la tensión muscular y la alteración del sueño.

El Costo en la Salud Mental y Física

La ansiedad crónica, si no se aborda, puede causar estragos tanto en la salud mental como en la física. No se trata solo de una incomodidad; es un contribuyente significativo a los trastornos de salud mental, incluida la depresión. La constante tensión de vivir con ansiedad puede llevar a la agotación emocional, el aislamiento y una disminución en la calidad de vida.

Además, la ansiedad puede tener un impacto en la salud física. El estrés y la ansiedad prolongados pueden debilitar el sistema inmunológico, aumentar el riesgo de problemas cardiovasculares y llevar a diversos problemas de salud. La conexión mente-cuerpo es innegable, y el costo que la ansiedad impone al cuerpo es un testimonio de esta relación intrincada.

Buscar Alivio y Apoyo:

El viaje para manejar la ansiedad comienza con el reconocimiento, un reconocimiento de que no estás solo en tu lucha, de que la ansiedad es un desafío legítimo y de que buscar ayuda no es signo de debilidad, sino de valentía.

Si la ansiedad se ha convertido en una compañera constante en tu vida, es esencial buscar alivio y apoyo. Comprender que tienes opciones y que la ayuda está disponible puede ser un faro de esperanza. Es un reconocimiento de que mereces vivir una vida que no esté dictada por la ansiedad.

El Camino hacia el Manejo de la Ansiedad

El manejo de la ansiedad es un viaje multifacético que combina la autoconciencia, las estrategias de afrontamiento y, en muchos casos, el apoyo profesional. Se trata de recuperar el control sobre tus pensamientos y emociones, reducir el impacto de la ansiedad en tu vida y fomentar una sensación de paz interior.

En los capítulos que siguen, exploraremos la ansiedad en profundidad, ofreciendo conocimientos, estrategias prácticas y orientación para manejar sus diversas formas. Profundizaremos en enfoques respaldados por evidencia, técnicas de atención plena y mecanismos de afrontamiento que te empoderarán para navegar por el intrincado paisaje de la ansiedad.

Recuerda, el peso de la ansiedad puede aligerarse y las sombras que proyecta pueden disiparse. No eres definido por tu ansiedad; eres definido por tu fortaleza al enfrentarla.

En las páginas que siguen, embarquemos en un viaje de comprensión, sanación y resiliencia. Juntos, exploraremos las profundidades de la ansiedad y surgiremos hacia la luz del manejo de la ansiedad.

El viaje comienza aquí.

Capítulo 2
Desenmascarando la Salud Mental: Una Guía para Prosperar

En un mundo que a menudo celebra la resistencia en el silencio, es hora de liberarnos de la máscara de la fortaleza y abrazar la belleza de la vulnerabilidad.

Imagina una sociedad donde la salud mental sea un tema de conversación tan natural como el clima, donde las personas sean libres de expresar sus emociones sin temor al juicio, y donde buscar ayuda para el bienestar mental no solo sea aceptado, sino alentado. Tal sociedad puede parecer un sueño utópico, pero está a nuestro alcance. Para convertir este sueño en realidad, debemos comenzar desenmascarando la salud mental.

La Máscara de la Fortaleza

Desde temprana edad, nos enseñan a usar máscaras, las máscaras de la fortaleza, la compostura y la invulnerabilidad. Aprendemos que mostrar vulnerabilidad es signo de debilidad, por lo que nos ponemos nuestra armadura emocional, ocultando nuestras luchas internas del mundo. Estas máscaras se convierten en nuestro escudo, protegiéndonos del supuesto juicio de los demás y de la vulnerabilidad de exponer nuestro verdadero yo.

Esta condicionamiento social se extiende a la salud mental. Se nos hace creer que reconocer nuestras luchas mentales es signo de insuficiencia. Como resultado, muchos sufren en silencio, atrapados detrás de la máscara de la fortaleza, incluso cuando se están desmoronando por dentro.

El Peso del Silencio

Las consecuencias de este silencio son profundas. Cuando ocultamos nuestros desafíos de salud mental, nos aislamos del apoyo y la comprensión que tanto necesitamos desesperadamente. Nos convertimos en prisioneros de nuestros propios pensamientos y emociones, incapaces de romper el ciclo de sufrimiento.

El peso del silencio presiona sobre individuos, familias y comunidades. Perpetúa el estigma que rodea a la salud mental, reforzando la idea de que es algo que debe ocultarse y avergonzarse. La ironía es que este silencio solo amplifica el dolor, dificultando aún más buscar ayuda o encontrar consuelo.

El Poder de la Vulnerabilidad

La vulnerabilidad a menudo se malinterpreta. No es una debilidad, sino una fortaleza, una fuerza poderosa que nos conecta a un nivel profundo. Cuando abrazamos la vulnerabilidad, quitamos nuestras máscaras, revelando nuestro yo auténtico al mundo. Al hacerlo, invitamos a conexiones genuinas, empatía y comprensión.

Considera el impacto de la vulnerabilidad en tu propia vida. Piensa en un momento en el que te abriste a un amigo o ser querido sobre tus luchas, miedos o inseguridades. ¿Qué sucedió? En la mayoría de los casos, fuiste recibido con compasión y apoyo. La vulnerabilidad tiene la notable capacidad de suscitar una respuesta humana, forjando conexiones que trascienden lo superficial.

El Efecto Dominó de la Autenticidad

La autenticidad es el subproducto de la vulnerabilidad, una expresión sin filtro de nuestros pensamientos, emociones y experiencias. Cuando abrazamos la autenticidad, no solo nos liberamos de las ataduras de la apariencia, sino que también inspiramos a quienes nos rodean a hacer lo mismo.

Imagina un mundo donde las personas se sientan libres para hablar abiertamente sobre su salud mental. El efecto dominó de la autenticidad sería profundo. Derrumbaría las barreras del estigma, alentaría la intervención temprana y el apoyo, y crearía una cultura de comprensión y empatía.

El Camino para Prosperar

Prosperar no es simplemente la ausencia de desafíos de salud mental; es la presencia de bienestar emocional y resiliencia. Para prosperar, debemos desenmascarar la salud mental, creando un espacio seguro para nosotros y los demás para reconocer nuestras luchas, buscar ayuda y abrazar la autenticidad.

Abrazar Tu Viaje de Salud Mental

Tu viaje de salud mental es único. Es un camino de autodescubrimiento, autocuidado y autocompasión. Abrazar este viaje comienza con el simple acto de reconocer tu salud mental, desenmascarando las emociones que se esconden bajo la superficie.

1. **Autoconciencia**: Comienza por ser más consciente de ti mismo. Presta atención a tus pensamientos, emociones y comportamientos. Toma nota de patrones y desencadenantes. La autoconciencia es el primer paso para reconocer cuándo necesitas apoyo.

2. **Autocompasión**: Trátate con la misma amabilidad y compasión que ofrecerías a un amigo. Los desafíos de salud mental no son signos de debilidad o fracaso; son parte de la experiencia humana.

3. **Buscar Ayuda**: Busca apoyo cuando sea necesario. Ya sea a través de

amigos, familiares o profesionales de la salud mental, buscar ayuda es un paso valiente hacia la curación y la prosperidad.

4. **Comparte Tu Historia**: Considera compartir tu viaje de salud mental con alguien en quien confíes. Puedes sorprenderte con la empatía y el apoyo que recibes a cambio.

Crear una Cultura de Autenticidad

Para desenmascarar la salud mental a una escala más amplia, debemos trabajar colectivamente para crear una cultura de autenticidad. Aquí hay algunos pasos que podemos tomar:

1. **Normalizar Conversaciones**: Fomenta conversaciones abiertas sobre salud mental en tu familia, lugar de trabajo y comunidad. Normaliza las discusiones sobre emociones, estrés y bienestar.

2. **Educar y Abogar**: Aprende sobre la salud mental, la importancia de buscar ayuda y los recursos disponibles. Aboga por la conciencia de la salud mental y el acceso a la atención de salud mental.

3. **Apoyarse Mutuamente**: Sé una fuente de apoyo para quienes te rodean. Escucha sin juzgar, ofrece un oído compasivo y alienta a buscar ayuda profesional cuando sea necesario.

4. **Dar Ejemplo**: Abraza la vulnerabilidad y la autenticidad en tu propia vida. Al liderar con el ejemplo, inspiras a otros a hacer lo mismo.

Conclusión: Desenmascarando la Salud Mental para un Mundo Próspero

" **La Mente Importa** no es solo un libro; es un llamado a la acción. Es un llamado a desenmascarar la salud mental, abrazar la vulnerabilidad y crear un mundo donde las personas puedan prosperar.

A medida que profundizamos en las necesidades de salud mental discutidas en este libro, recuerda que tu viaje de salud mental es un testimonio de tu fortaleza. Al desenmascarar la salud mental, contribuyes a una cultura de comprensión, apoyo y autenticidad.

El camino hacia la prosperidad comienza con el coraje de ser tú mismo, vulnerabilidades y todo. Juntos, podemos desenmascarar la salud mental y allanar el camino para un mundo donde cada individuo pueda prosperar.

El viaje de desenmascarar la salud mental comienza ahora.

Capitulo 3

Sanando las Mentes: Estrategias para el Bienestar Mental

En el laberinto de la mente, existen caminos hacia la sanación y la esperanza. Vamos a emprender un viaje para descubrir estas estrategias transformadoras para el bienestar mental. La vida es una intrincada tela de experiencias, emociones y desafíos. En ocasiones, los hilos de nuestra tela se enredan, lo que conduce a la agitación y la angustia interna. Aquí es donde entra en juego el arte de sanar las mentes: una colección de estrategias, herramientas y prácticas que pueden ayudarnos a navegar por las complejidades de nuestro bienestar mental.

El Poder de la Sanación: La sanación es un proceso profundo y transformador, un viaje de autodescubrimiento, resiliencia y crecimiento. No se trata de borrar las cicatrices de nuestro pasado o escapar de los desafíos del presente, sino de encontrar fuerza y significado en medio de la adversidad. La sanación es la restauración de nuestro equilibrio interno, la curación de nuestras heridas emocionales y la reavivación de la esperanza.

En el ámbito de la salud mental, la sanación no es un destino, sino un viaje continuo: un camino hacia un mayor bienestar, estabilidad emocional y paz interior. Se trata de aprender a manejar, enfrentar y trascender los desafíos que presenta la vida. Para emprender este viaje, debemos equiparnos con estrategias que nos permitan sanar nuestras mentes y cuidar de nuestro bienestar mental.

Comprendiendo el Bienestar Mental: El bienestar mental no implica la ausencia de desafíos o emociones negativas. Es la capacidad de navegar por los altibajos de la vida con resiliencia, autoconciencia y un sentido de equilibrio. Se trata de cultivar una relación positiva con nosotros mismos y nuestras experiencias, incluso cuando enfrentamos adversidades.

El bienestar mental abarca varios aspectos de nuestras vidas, incluyendo nuestras emociones, pensamientos, relaciones y la satisfacción general con la vida. No es un concepto de talla única, sino una experiencia profundamente personal y en constante evolución. Lo que promueve el bienestar para una persona puede ser diferente para otra, por lo que es esencial explorar y descubrir las estrategias que funcionan mejor para ti.

Bienestar Holístico: Mente, Cuerpo y Espíritu Para fomentar el bienestar mental, debemos reconocer la interconexión de nuestra mente, cuerpo y espíritu. Estas facetas de nuestro ser no son entidades separadas, sino aspectos interconectados de nuestra salud general. Las estrategias para el bienestar mental van más allá de la mente, abarcando la salud física, el autocuidado y el enriquecimiento espiritual.

1. **Bienestar Físico**: El ejercicio regular, la nutrición equilibrada y un sueño adecuado son fundamentales para el bienestar mental. La actividad física libera endorfinas, que mejoran el estado de ánimo y reducen el estrés. Una nutrición adecuada proporciona nutrientes esenciales para la función cerebral, y un sueño de calidad es crucial para la regulación emocional y la función cognitiva.

2. **Autocuidado**: El autocuidado implica reservar intencionalmente tiempo para actividades que promuevan la relajación y la alegría. Puede incluir pasatiempos, prácticas de atención plena, expresión creativa o pasar tiempo en la naturaleza. El autocuidado no es un lujo, sino esencial para recargar energías y mantener el bienestar mental.

3. **Enriquecimiento Espiritual**: El bienestar espiritual puede abarcar creencias religiosas, pero también se extiende a un sentido de propósito, conexión con la naturaleza o una perspectiva más amplia de la vida. Nutrir tu dimensión espiritual puede proporcionar una fuente de consuelo y significado en momentos difíciles.

Estrategias para Sanar las Mentes Las estrategias para sanar las mentes son diversas, ofreciendo una variedad de herramientas para promover el bienestar mental y la resiliencia. Aquí hay algunas estrategias clave para explorar:

1. **Atención Plena y Meditación**: Las prácticas de atención plena, como la meditación, ayudan a cultivar la autoconciencia, reducir el estrés y mejorar la regulación emocional. Estas prácticas nos animan a estar presentes en el momento, observar nuestros pensamientos sin juzgar y desarrollar un mayor sentido de paz interior.

2. **Terapia Cognitivo-Conductual (TCC)**: La TCC es un enfoque terapéutico que se centra en identificar y desafiar patrones de pensamiento y comportamiento negativos. Equipa a las personas con habilidades prácticas para replantear su pensamiento y desarrollar patrones cognitivos más saludables.

3. **Expresión Emocional**: Expresar emociones a través de la escritura, el arte o la conversación puede ser terapéutico. Nos permite procesar nuestros sentimientos, ganar claridad y reducir la tensión emocional. Llevar un diario, por ejemplo, brinda un medio para la autorreflexión y la liberación emocional.

4. **Conexión Social**: Construir y mantener relaciones significativas es crucial para el bienestar mental. El apoyo social proporciona un sentido de pertenencia, reduce sentimientos de aislamiento y ofrece una fuente de consuelo emocional.

5. **Ayuda Profesional**: Buscar ayuda de profesionales de la salud mental, como terapeutas o consejeros, puede ser un paso crucial en la sanación de las mentes. Estos expertos ofrecen orientación, herramientas y apoyo adaptado a las necesidades individuales.

6. **Técnicas de Reducción del Estrés**: Gestionar el estrés es esencial para el bienestar mental. Técnicas como la respiración profunda, la relajación muscular progresiva y la gestión del tiempo pueden ayudar a reducir los niveles de estrés y aumentar la resiliencia.

7. **Autocompasión**: La autocompasión implica tratarnos a nosotros mismos con la misma amabilidad y comprensión que ofreceríamos a los demás. Es la práctica de la aceptación y el perdón hacia uno mismo, reconociendo que somos imperfectos pero dignos de amor y cuidado.

8. **Psicología Positiva**: La psicología positiva explora el cultivo de fortalezas, resiliencia y felicidad. Enfatiza enfocarse en las fortalezas en lugar de las debilidades y fomentar una perspectiva positiva de la vida.

Personalizando Tu Viaje de Sanación El viaje hacia la sanación de las mentes es profundamente personal. Lo que funciona para una persona puede no funcionar para otra, y eso es perfectamente normal. La clave es explorar y experimentar con diferentes estrategias para descubrir lo que resuena contigo.

Aquí hay algunos pasos para personalizar tu viaje de sanación:

1. **Autoevaluación**: Reflexiona sobre tu estado actual de bienestar mental. Identifica áreas de fortaleza y áreas en las que te gustaría mejorar.

2. **Establecimiento de Objetivos**: Establece metas realistas y alcanzables para tu bienestar mental. ¿Qué aspectos específicos de tu salud mental

te gustaría mejorar o abordar?

3. **Exploración**: Experimenta con diversas estrategias para el bienestar mental. Comienza con las que más te resuenen y mantente abierto a probar nuevos enfoques.

4. **Consistencia**: La consistencia es clave. Incorpora las estrategias elegidas en tu rutina diaria o semanal para crear un cambio duradero.

5. **Autocompasión**: Sé paciente y compasivo contigo mismo a lo largo de tu viaje de sanación. El progreso puede ser gradual y los retrocesos son una parte natural del crecimiento.

Conclusión: Tu Camino hacia la Sanación de las Mentes Sanar las mentes es un viaje de autodescubrimiento y autocuidado. Es un testimonio de nuestra resiliencia y capacidad de crecimiento. A medida que explores las estrategias para el bienestar mental, recuerda que no estás solo en este camino. Busca apoyo cuando sea necesario, ya sea de amigos, familiares o profesionales de la salud mental.

El poder de sanar tu mente reside en ti. Es un viaje de empoderamiento y transformación, uno que conduce a un mayor bienestar mental, equilibrio emocional y un renovado sentido de propósito.

A medida que profundicemos en las necesidades de salud mental específicas en los capítulos siguientes, ten en cuenta estas estrategias. Son herramientas en tu caja de herramientas, listas para ayudarte en tu viaje de sanación y prosperidad.

Tu camino hacia la sanación de las mentes comienza ahora.

Chapter 4

Rompiendo Barreras: Empoderando la Salud Mental

En un mundo donde los desafíos de salud mental persisten, es imperativo que derribemos las barreras que dificultan el acceso al apoyo y el empoderamiento. Imagina un mundo donde buscar ayuda para los desafíos de salud mental sea tan natural como buscar asistencia médica para una dolencia física. Un mundo donde las personas tienen el poder de priorizar su bienestar mental sin temor al juicio o la discriminación. Tal mundo no solo es posible, sino esencial para el bienestar colectivo de la sociedad. Para hacer realidad esta visión, debemos comprometernos en la labor vital de derribar las barreras que rodean a la salud mental. La Epidemia Silenciosa Con frecuencia, los desafíos de salud mental se denominan la epidemia silenciosa, y con razón. Si bien el impacto de estos desafíos es amplio y profundo, persiste el silencio y el estigma que los rodea. Las personas a menudo sufren en silencio, temiendo el juicio o la falta de comprensión de los demás. Este silencio agrava el sufrimiento, perpetúa el estigma y obstaculiza el acceso al apoyo y al tratamiento vital. Es esencial reconocer que los desafíos de salud mental no son un signo de debilidad, sino una parte de la experiencia humana. Afectan a personas de todos los orígenes, edades y estilos de vida. **Las Barreras para el Empoderamiento en Salud Mental**: Las barreras que se interponen entre las personas y el empoderamiento en salud mental son multifacéticas y complejas. Incluyen:

1. **Estigma**: El estigma sigue siendo una de las barreras más significativas para buscar ayuda para los desafíos de salud mental. Crea una cultura de silencio y vergüenza, desalentando a las personas a abrirse sobre sus luchas o buscar apoyo.

2. **Falta de Conciencia**: Muchas personas carecen de conciencia sobre los problemas de salud mental, los recursos disponibles y la importancia de buscar ayuda. Esta falta de conocimiento puede evitar la intervención temprana y el apoyo.

3. **Acceso a la Atención**: Persisten desigualdades en el acceso a la atención de salud mental. Factores como la ubicación geográfica, el estatus socioeconómico y la cobertura de seguros pueden limitar el

acceso al tratamiento y al apoyo.

4. **Barreras Culturales y Sociales**: Creencias culturales, normas sociales y discriminación pueden crear barreras adicionales para las personas de comunidades marginadas, dificultando más la búsqueda de ayuda.

5. **Escasez de Profesionales de Salud Mental**: La escasez de profesionales de salud mental, especialmente en áreas desatendidas, puede limitar el acceso a una atención oportuna y adecuada. El Imperativo del Empoderamiento Empoderar la salud mental no es un lujo, sino una necesidad. Es esencial para el bienestar individual, la resiliencia comunitaria y el progreso social. El empoderamiento en salud mental implica:

6. **Crear Conciencia**: Aumentar la conciencia sobre los problemas de salud mental y la importancia de buscar ayuda es un paso fundamental en el empoderamiento. La educación y las conversaciones abiertas reducen el estigma y fomentan la intervención temprana.

7. **Promover el Acceso**: Asegurar un acceso equitativo a la atención de salud mental es imperativo. Esto incluye aumentar la disponibilidad de servicios de salud mental, reducir las barreras financieras y expandir las opciones de telemedicina.

8. **Fomentar Entornos de Apoyo**: Crear entornos donde las personas se sientan seguras y respaldadas al hablar de sus desafíos de salud mental es vital. Esto incluye lugares de trabajo, instituciones educativas y comunidades que prioricen el bienestar mental.

9. **Abogar por Cambios Políticos**: La promoción de cambios políticos que mejoren el apoyo a la salud mental y el acceso a la atención es esencial. Esto incluye abogar por leyes de paridad en salud mental y un aumento en la financiación de los servicios de salud mental.

10. **Competencia Cultural**: El desarrollo de la competencia cultural entre los profesionales de salud mental es crucial para abordar las necesidades únicas de las diversas poblaciones de manera efectiva. **Rompiendo el Estigma**: El estigma en torno a la salud mental es una barrera formidable que debe ser desmantelada. El estigma perpetúa el silencio, la vergüenza y la discriminación, dificultando que las personas busquen ayuda o hablen sobre sus luchas. Aquí hay pasos que podemos tomar para romper el estigma:

11. **Educación**: Edúcate a ti mismo y a los demás sobre los problemas de salud mental. Aprende sobre los mitos y las ideas equivocadas comunes y desafíalos con hechos y empatía.

12. **El Lenguaje Importa**: Sé consciente del lenguaje que utilizas al hablar de la salud mental. Evita términos despectivos y lenguaje estigmatizante.

13. **Conversaciones Abiertas**: Fomenta conversaciones abiertas sobre la salud mental con amigos, familiares y colegas. Normaliza las discusiones sobre emociones, estrés y bienestar.

14. **Liderar con el Ejemplo**: Acepta la vulnerabilidad y la autenticidad en tu propia vida. Comparte tu trayectoria de salud mental cuando sea apropiado para reducir el estigma y crear una cultura de comprensión.

15. **Apoyar a los Demás**: Sé una fuente de apoyo para quienes luchan con desafíos de salud mental. Escucha sin juzgar, ofrece ayuda para encontrar recursos y promueve un ambiente compasivo y comprensivo. **Acceso a la Atención:** El acceso a la atención de salud mental es un derecho fundamental. Para mejorar el acceso:

16. **Abogar**: Aboga por políticas que aumenten la financiación de los servicios de salud mental y reduzcan las barreras financieras para la atención.

17. **Telemedicina**: Explora opciones de telemedicina, que se han vuelto más disponibles y accesibles, especialmente en respuesta a la pandemia de COVID-19.

18. **Recursos Comunitarios**: Busca recursos de salud mental comunitarios, como grupos de apoyo y organizaciones sin fines de lucro, que brinden servicios asequibles o gratuitos.

19. **Seguro**: Aboga por leyes de paridad en salud mental que garanticen una cobertura igualitaria para los servicios de salud mental por parte de las compañías de seguros. **Competencia Cultural:** La competencia cultural es vital para abordar las diversas necesidades de las personas que buscan apoyo en salud mental. Implica comprender y respetar los antecedentes culturales, lingüísticos y sociales de las personas:

20. **Formación Cultural**: Los profesionales de salud mental deben recibir formación en competencia cultural para brindar una atención culturalmente sensible.

21. **Colaboración con Comunidades**: Colabora con organizaciones comunitarias que atienden a grupos culturales o étnicos específicos para mejorar la divulgación y el apoyo.

22. **Acceso a Idiomas**: Asegúrate de que haya servicios de idiomas, como intérpretes, disponibles para personas que hablan idiomas distintos al inglés. **Defensa por el Cambio:** La defensa juega un papel crítico en derribar las barreras para el empoderamiento en salud mental. Considera participar en esfuerzos de defensa que promuevan la conciencia y el apoyo en salud mental:

23. **Organizaciones de Salud Mental**: Únete o apoya a organizaciones dedicadas a la defensa y la conciencia de la salud mental, como la Alianza Nacional de Enfermedades Mentales (NAMI, por sus siglas en inglés) o Mental Health America (MHA).

24. **Defensa Legislativa**: Participa en esfuerzos de defensa legislativa que busquen mejorar las políticas de salud mental y aumentar la financiación de los servicios de salud mental. **Conclusión:** El Poder del Empoderamiento y derribar las barreras para el empoderamiento en salud mental es un esfuerzo colectivo. Requiere un compromiso con la creación de conciencia, la reducción del estigma y la defensa del cambio. Empoderar la salud mental no solo es un imperativo moral, sino también una inversión en el bienestar y la resiliencia de las personas y las comunidades. A medida que profundicemos en las necesidades de salud mental específicas en los capítulos siguientes, ten en cuenta la importancia de derribar barreras y promover el acceso al apoyo. Juntos, podemos crear un mundo donde la salud mental sea una prioridad, el estigma sea erradicado y cada individuo tenga la oportunidad de prosperar. El viaje para empoderar la salud mental comienza ahora.

Chapter 5

De la Lucha a la Fortaleza: Dominando las Necesidades de Salud Mental

Dentro de cada lucha yace el potencial para el crecimiento, la resiliencia y el dominio de nuestras necesidades de salud mental. La vida es una serie de desafíos y triunfos, y en ninguna parte esto es más evidente que en nuestro viaje de salud mental. Desde las profundidades de la desesperación hasta las alturas del bienestar, nuestras luchas con las necesidades de salud mental moldean nuestro carácter y resiliencia. Este capítulo explora el poder transformador de dominar nuestras necesidades de salud mental, reconociendo que dentro del crisol de la adversidad yace el potencial de la fortaleza y el crecimiento.

La Complejidad de las Necesidades de Salud Mental: Las necesidades de salud mental son tan diversas como las personas que las experimentan. Incluyen una amplia gama de desafíos, desde la ansiedad y la depresión hasta el trauma y la adicción. El viaje de cada persona con la salud mental es único, influenciado por la genética, el entorno, las experiencias de vida y la resiliencia personal.

Es crucial reconocer que las necesidades de salud mental no son un signo de debilidad, sino una parte natural de la experiencia humana. Todos enfrentamos momentos de angustia emocional y buscar apoyo y estrategias para dominar estas necesidades es un testimonio de nuestra fuerza y autoconciencia.

El Camino desde la Lucha a la Fortaleza: El viaje desde la lucha hasta la fortaleza en el manejo de las necesidades de salud mental es un proceso dinámico. Implica autodescubrimiento, autocompasión y la cultivación de estrategias de afrontamiento. Aquí están los pasos clave en este camino transformador:

1. **Autoconciencia**: El primer paso es la autoconciencia, reconocer y admitir tus necesidades de salud mental. Esto implica identificar patrones, desencadenantes y el impacto de estas necesidades en tu vida.

2. **Aceptación**: La aceptación es el acto de abrazar tus necesidades de salud mental sin juzgar. Es reconocer que estas necesidades son parte de quien eres y que buscar ayuda es una elección valiente.

3. **Buscar Apoyo**: Buscar apoyo es un paso crucial. Ya sea a través de amigos, familiares o profesionales de salud mental, buscar ayuda puede proporcionar una orientación invaluable y recursos.

4. **Desarrollar Estrategias de Afrontamiento**: Las estrategias de afrontamiento son herramientas y técnicas que te capacitan para manejar tus necesidades de salud mental. Estas estrategias pueden incluir mindfulness, terapia, medicación, ejercicio o expresión creativa.

5. **Construcción de Resiliencia**: La resiliencia es la capacidad de recuperarse de la adversidad. Construir la resiliencia implica desarrollar fortaleza emocional, adaptabilidad y la capacidad para prosperar ante los desafíos.

6. **Autocuidado**: El autocuidado es un componente esencial para dominar las necesidades de salud mental. Implica priorizar actividades y prácticas que promuevan el bienestar y reduzcan el estrés.

7. **Crear un Entorno de Apoyo**: Rodearte de una red de amigos y seres queridos que te brinden apoyo puede tener un impacto significativo en tu capacidad para dominar tus necesidades de salud mental.

Asumir la Vulnerabilidad: La vulnerabilidad a menudo se ve como una debilidad, pero es una fuente profunda de fortaleza en el contexto de las necesidades de salud mental. Asumir la vulnerabilidad implica permitirte ser auténtico y abierto acerca de tus luchas. Significa buscar ayuda cuando sea necesario, incluso cuando se sienta incómodo.

Considera esto: cuando te abres sobre tus necesidades de salud mental, no solo invitas al apoyo, sino que también inspiras a otros a hacer lo mismo. Rompes las barreras del estigma y creas una cultura de comprensión y empatía. La vulnerabilidad es la clave para la conexión, y la conexión es una poderosa fuente de sanación.

El Poder Transformador de la Resiliencia: La resiliencia es la capacidad para resistir y recuperarse de la adversidad. No es un rasgo inherente, sino una habilidad que se puede cultivar y fortalecer. Construir la resiliencia es esencial para dominar las necesidades de salud mental, ya que te capacita para navegar por los inevitables desafíos de la vida.

La resiliencia implica:

1. **Regulación Emocional**: La capacidad para gestionar y regular tus emociones de manera efectiva, reduciendo el impacto del estrés y la turbulencia emocional.

2. **Resolución de Problemas**: Desarrollar habilidades de resolución de problemas para abordar los desafíos y desencadenantes que contribuyen a tus necesidades de salud mental.
3. **Adaptabilidad**: La capacidad para adaptarse al cambio y la incertidumbre, que son aspectos inherentes de la vida.
4. **Apoyo Social**: Construir y mantener relaciones de apoyo que sirvan como fuente de consuelo y comprensión.
5. **Perspectiva Positiva**: Cultivar una perspectiva positiva de la vida, incluso frente a las dificultades, centrándote en las fortalezas y oportunidades.

Convertir las Luchas en Oportunidades: Cada lucha con las necesidades de salud mental presenta una oportunidad para el crecimiento, el autodescubrimiento y la resiliencia. En lugar de ver estos desafíos como obstáculos, considéralos como momentos de transformación. Son los catalizadores para la mejora personal, la autocompasión y el empoderamiento personal.

1. **Mejora Personal**: El viaje de dominar las necesidades de salud mental a menudo implica una mejora personal. Puede llevarte a desarrollar nuevas habilidades, adoptar hábitos más saludables y mejorar tu inteligencia emocional.
2. **Autocompasión**: Las luchas con las necesidades de salud mental pueden enseñarte el valor de la autocompasión. Es la práctica de tratarte con amabilidad, perdón y comprensión, incluso en medio de los desafíos.
3. **Empoderamiento Personal**: El dominio de las necesidades de salud mental es una forma de empoderamiento personal. Implica tomar el control de tu bienestar, abogar por tus necesidades y tomar decisiones que prioricen tu salud mental.

Redes y Comunidades de Apoyo: Crear y nutrir redes y comunidades de apoyo es un aspecto fundamental para dominar las necesidades de salud mental. Estas redes pueden incluir amigos, familiares, grupos de apoyo y profesionales de salud mental. Proporcionan una red de seguridad comprensiva y ayuda en momentos difíciles.

Conclusión: El Triunfo de la Fortaleza Al dominar las necesidades de salud mental, descubrimos el triunfo de la fortaleza dentro de nosotros mismos. Es la fortaleza para reconocer nuestras luchas, buscar ayuda cuando sea necesario y cultivar la resiliencia. Es la fortaleza para abrazar la vulnerabilidad y la autenticidad, derribando las barreras del estigma.

Mientras nos adentramos en las necesidades de salud mental específicas en los capítulos que siguen, recuerda que tus luchas pueden ser la fuente de tu mayor fortaleza. Son el crisol en el cual se forja la resiliencia y albergan el potencial de transformación y crecimiento.

Tu viaje desde la lucha hasta la fortaleza en el dominio de las necesidades de salud mental comienza ahora.

Capitulo 6

Resiliencia: Tu Guía para el Bienestar Mental

Ante las tormentas de la vida, la resiliencia es el ancla que nos mantiene firmes y la vela que nos impulsa hacia adelante hacia el bienestar mental. La vida está llena de desafíos, incertidumbres y momentos de adversidad. Estas experiencias pueden afectar nuestra salud mental, causando estrés, ansiedad y otras necesidades de salud mental. En tales momentos, la resiliencia se convierte en nuestra luz guía, una fuerza poderosa que nos ayuda a navegar por las tormentas de la vida y encontrar el camino hacia el bienestar mental. **La Esencia de la Resiliencia:** La resiliencia no es un rasgo pasivo, sino una habilidad activa, un arte que se puede cultivar y fortalecer. Es la capacidad de recuperarse de la adversidad, adaptarse al cambio y prosperar frente a los desafíos. La resiliencia nos empodera para superar contratiempos, perseverar en medio de dificultades y mantener nuestro bienestar mental.

La resiliencia abarca diversos aspectos de nuestras vidas, incluyendo el bienestar emocional, cognitivo, social y físico. No es un atributo fijo, sino una cualidad dinámica que evoluciona a medida que enfrentamos y conquistamos los desafíos de la vida.

Los Pilares de la Resiliencia: La resiliencia se construye sobre varios pilares fundamentales, cada uno contribuyendo a nuestra capacidad para resistir la adversidad y nutrir nuestro bienestar mental:

1. **Regulación Emocional**: La regulación emocional es la capacidad para gestionar y controlar nuestras emociones de manera efectiva. Implica reconocer y expresar emociones de forma saludable y constructiva.

2. **Autoconciencia**: La autoconciencia es la base de la resiliencia. Involucra comprender nuestros pensamientos, sentimientos y comportamientos y su impacto en nuestro bienestar mental.

3. **Adaptabilidad**: La adaptabilidad es la capacidad para ajustarse al cambio e incertidumbre. Nos permite navegar transiciones y desafíos con flexibilidad y confianza.

4. **Resolución de Problemas**: Las habilidades para la resolución de problemas nos ayudan a identificar y abordar las causas fundamentales de nuestros desafíos. Nos empoderan para encontrar soluciones y tomar decisiones constructivas.

5. **Apoyo Social**: Construir y mantener relaciones de apoyo es vital para la resiliencia. El apoyo social proporciona una red de seguridad comprensiva y ayuda en momentos difíciles.

6. **Perspectiva Positiva**: Una perspectiva positiva de la vida es fundamental para la resiliencia. Involucra enfocarse en fortalezas, oportunidades y posibilidades, incluso en medio de la adversidad. **La Construcción de la Resiliencia para el Bienestar Mental:** La construcción de la resiliencia es un viaje continuo, un compromiso de nutrir nuestro bienestar mental y fortalecer nuestra fuerza interior. Aquí hay estrategias clave para cultivar la resiliencia en tu vida:

7. **Abrazar la Conciencia Emocional**: Cultiva la conciencia emocional prestando atención a tus sentimientos y sus desencadenantes. Practica etiquetar tus emociones y expresarlas de manera saludable, como escribir en un diario o hablar con un amigo de confianza.

8. **Desarrollar Técnicas de Reducción de Estrés**: Aprende técnicas de reducción de estrés, como la respiración profunda, la relajación muscular progresiva y la meditación de mindfulness. Estas prácticas ayudan a reducir los efectos fisiológicos del estrés en tu cuerpo y mente.

9. **Fomentar una Mentalidad de Crecimiento**: Adopta una mentalidad de crecimiento al ver los desafíos como oportunidades de crecimiento y aprendizaje. Desafía el diálogo interno negativo y reemplázalo con autocompasión y optimismo.

10. **Mantener Relaciones de Apoyo**: Construye y nutre relaciones de apoyo con amigos y seres queridos. Busca personas que proporcionen apoyo emocional, comprensión y ánimo.

11. **Buscar Ayuda Profesional Cuando Sea Necesario**: No dudes en buscar ayuda profesional de terapeutas o consejeros si enfrentas desafíos significativos de salud mental. Pueden proporcionar orientación, estrategias y apoyo adaptados a tus necesidades.

12. **Practicar el Autocuidado**: Prioriza actividades de autocuidado que promuevan el bienestar mental, como hacer ejercicio regularmente, dormir adecuadamente, llevar una dieta equilibrada y participar en pasatiempos y actividades que disfrutes.

13. **Desarrollar Habilidades de Resolución de Problemas**: Mejora tus habilidades de resolución de problemas desglosando los desafíos en

pasos manejables, generando soluciones y tomando medidas para abordarlos.

14. **Cultivar el Pensamiento Resiliente**: Desafía patrones de pensamiento negativo y catastrófico. Reemplázalos con pensamiento resiliente que reconozca las dificultades pero también reconozca tu capacidad para hacer frente y adaptarte. **La Resiliencia en Acción:** Para ilustrar el poder de la resiliencia, consideremos un escenario: Imagina que te enfrentas a un cambio significativo en la vida, como la pérdida de trabajo. Esta situación puede desencadenar diversas emociones, incluyendo estrés, ansiedad e incertidumbre. Sin embargo, con resiliencia, puedes responder de manera efectiva:

15. **Regulación Emocional**: Reconoces tus sentimientos de ansiedad y estrés. En lugar de permitir que te abrumen, utilizas técnicas de mindfulness para calmar tu mente y reducir la intensidad emocional.

16. **Adaptabilidad**: Ves la pérdida de trabajo como una oportunidad para el crecimiento personal y profesional. Comienzas a explorar nuevas trayectorias profesionales y adquirir nuevas habilidades, adaptándote al cambio con optimismo.

17. **Resolución de Problemas**: Desarrollas un plan para abordar tus necesidades financieras durante el período de transición. Esto incluye crear un presupuesto, explorar fuentes de ingresos alternativas y buscar oportunidades laborales.

18. **Apoyo Social**: Te comunicas con amigos y familiares en busca de apoyo emocional. Su aliento y comprensión brindan una sensación de confort y tranquilidad.

19. **Perspectiva Positiva**: Mantienes una perspectiva positiva, creyendo en tu capacidad para navegar con éxito este período desafiante. Te centras en las posibilidades que se presentan. **Conclusión: La Resiliencia como un Viaje de Toda la Vida:** La resiliencia no es un destino, sino un viaje de toda la vida. Es una habilidad que puede ser pulida y desarrollada a lo largo de nuestras vidas. Al cultivar la resiliencia, nos empoderamos para navegar los desafíos de la vida con gracia y bienestar mental. Mientras exploramos necesidades de salud mental específicas en los capítulos que siguen, recuerda que la resiliencia es el fundamento sobre el cual podemos construir nuestra capacidad para prosperar. Es el

ancla que nos mantiene firmes y la vela que nos impulsa hacia adelante hacia el bienestar mental. Tu viaje hacia la resiliencia y el bienestar mental comienza ahora.

Chapter 7

Vivir con Conciencia Plena: Desbloqueando el Potencial de la Salud Mental
En el arte de la conciencia plena, descubrimos el poder del momento presente, una puerta de entrada para desbloquear nuestro potencial de salud mental. En el vertiginoso torbellino de la vida moderna, nuestras mentes a menudo divagan entre arrepentimientos del pasado y preocupaciones por el futuro. Rara vez nos detenemos para experimentar plenamente el momento presente. Sin embargo, dentro del ámbito de la conciencia plena, encontramos una clave profunda para desbloquear nuestro potencial de salud mental.

La Esencia de la Conciencia Plena: La conciencia plena es una forma de ser, de participar plenamente en el momento presente sin juzgar. Es la práctica de prestar atención deliberada a nuestros pensamientos, sentimientos, sensaciones y el entorno que nos rodea. En su núcleo, la conciencia plena trata de cultivar la conciencia y presencia en nuestra vida cotidiana.

La conciencia plena no implica vaciar la mente ni alcanzar un estado de felicidad perpetua. En cambio, nos invita a abrazar la riqueza de nuestras experiencias, incluyendo el malestar y los desafíos. Es a través de esta conciencia que podemos desbloquear nuestro potencial de salud mental.

Los Beneficios de la Conciencia Plena para la Salud Mental: La conciencia plena no es una moda nueva, es una práctica científicamente validada con una miríada de beneficios para la salud mental. Estos beneficios se extienden a personas de todos los orígenes y edades. Aquí hay algunas formas en que la conciencia plena puede mejorar el bienestar mental:

1. **Reducción del Estrés**: La conciencia plena reduce los efectos fisiológicos y psicológicos del estrés, promoviendo una sensación de calma y resiliencia.
2. **Regulación Emocional**: La conciencia plena mejora las habilidades de regulación emocional, permitiendo a las personas responder a las emociones de manera equilibrada y constructiva.
3. **Mejor Enfoque**: La práctica regular de la conciencia plena afina la concentración y la atención, lo que facilita mantenerse enfocado en las tareas y reduce la distracción.

4. **Reducción de la Ansiedad**: La conciencia plena disminuye los síntomas de los trastornos de ansiedad, ayudando a las personas a manejar la preocupación y los pensamientos intrusivos.

5. **Mayor Autoconciencia**: A través de la conciencia plena, las personas obtienen una comprensión más profunda de sus pensamientos, sentimientos y comportamientos, fomentando la autoconciencia y el crecimiento personal.

6. **Gestión del Dolor**: La conciencia plena es efectiva en la gestión del dolor, proporcionando a las personas herramientas para sobrellevar el dolor físico y emocional y solucionarlos mientras los sobrellevan.

7. **Mejora del Bienestar**: Las prácticas de conciencia plena aumentan el bienestar general al promover emociones positivas, satisfacción con la vida y un sentido de propósito. La Práctica de la Conciencia Plena: La conciencia plena no se limita a la meditación formal; puede integrarse en cada aspecto de la vida. Aquí hay algunas prácticas clave de conciencia plena para desbloquear tu potencial de salud mental:

8. **Respiración Consciente**: Dedica unos minutos cada día para centrarte en tu respiración. Presta atención a las sensaciones de inhalar y exhalar. Cuando tu mente divague, dirige gentilmente tu atención de nuevo a tu respiración y meditación en Dios.

9. **Exploración del Cuerpo**: Realiza una exploración del cuerpo dirigiendo tu atención a diferentes partes de tu cuerpo, comenzando desde los pies y subiendo hasta la cabeza. Observa cualquier sensación o tensión sin juzgar.

10. **Alimentación Consciente**: Disfruta de tus comidas comiendo lentamente y prestando atención al sabor, la textura y el aroma de tu comida. Evita distracciones, como teléfonos o televisión, durante las comidas.

11. **Caminata Consciente**: Mientras caminas, lleva tu atención a la sensación de cada paso: el contacto de tu pie con el suelo, el movimiento de tus piernas y el ritmo de tu respiración mientras agradeces a papa Dios.

12. **Meditación**: Aparta tiempo para la meditación formal. Comienza con sesiones cortas y aumenta gradualmente la duración a medida que te sientas más cómodo. Las aplicaciones y videos de meditación cristiana

guiada pueden ser útiles para principiantes.

13. **Escucha Consciente**: Practica la escucha activa involucrándote completamente con el hablante sin interrumpir ni formular una respuesta en tu mente. Escucha con apertura y empatía. La Conciencia Plena en la Vida Diaria Más allá de las prácticas formales, la conciencia plena puede integrarse en tu rutina diaria:

14. **Rituales Matutinos**: Comienza tu día con conciencia plena al establecer intenciones y tomar unos minutos para orar y dar gracias a Dios, respirar profundamente o hacer una breve meditación en para que Dios te creo.

15. **Movimiento Consciente**: Participa en prácticas de movimiento consciente que combinen la actividad física con la conciencia plena.

16. **Tiempo sin Tecnología**: Dedica momentos libres de tecnología durante tu día para desconectar de las pantallas y conectarte con tu entorno y con tu padre celestial.

17. **Comunicación Consciente**: Practica la comunicación consciente al estar plenamente presente en tus interacciones, ya sea con familiares, amigos o colegas.

18. **Pausas Conscientes**: A lo largo del día, toma pausas conscientes para respirar profundamente y anclarte en el momento presente. Superando Desafíos Comunes Aunque la conciencia plena ofrece numerosos beneficios, es importante reconocer los desafíos comunes que pueden surgir:

19. **Inquietud**: Es normal que la mente divague durante la práctica de la conciencia plena. Guía gentilmente tu enfoque de regreso al presente cuando esto suceda.

20. **Impaciencia**: Cultivar la conciencia plena lleva tiempo y práctica. Sé paciente contigo mismo y acepta la imperfección ya que no hay justo ni aun uno y nosotros podemos avanzar y llegar al destino y propósito por las cuales Dios permitió que viniéramos a esta tierra..

21. **Resistencia**: La resistencia puede surgir al enfrentar emociones o sensaciones incómodas. Permite que estas experiencias formen parte de tu práctica de conciencia plena.

22. **Inconstancia**: La consistencia es clave para cosechar los beneficios de la conciencia plena. Establece una rutina que funcione para ti y

comprométete a practicar regularmente. **Desbloqueando tu Potencial de Salud Mental:** Desbloquear tu potencial de salud mental a través de la conciencia plena es un viaje de autodescubrimiento y autocompasión. A medida que te involucras en prácticas de conciencia plena, es posible que notes cambios en tu bienestar mental y tu resiliencia. Así es como la conciencia plena desbloquea tu potencial de salud mental:

23. **Conciencia Mejorada:** La conciencia plena intensifica tu conciencia de los pensamientos y emociones, permitiéndote responder a ellos conscientemente en lugar de reaccionar automáticamente.

24. **Regulación Emocional:** A través de la conciencia plena, desarrollas la capacidad de gestionar y regular tus emociones de manera efectiva.

25. **Reducción del Estrés:** La conciencia plena reduce el estrés al promover la relajación y reducir los efectos fisiológicos y psicológicos del estrés.

26. **Mejora del Enfoque:** Tu capacidad para estar presente y enfocado se fortalece, mejorando tu función cognitiva.

27. **Bienestar Elevado:** El bienestar general se eleva a medida que cultivas emociones positivas, satisfacción con la vida y un sentido de propósito.

Conclusión: El Momento Presente como Tu Aliado Vivir con conciencia plena es una práctica que consiste en abrazar el momento presente como tu aliado en el cultivo del bienestar mental. En medio de los desafíos de la vida, ofrece un refugio de conciencia, resiliencia y bienestar. Mientras exploramos necesidades específicas de salud mental en los capítulos que siguen, recuerda que la conciencia plena es una herramienta que puede mejorar tu potencial de salud mental. Es un viaje de toda la vida que se desarrolla con cada respiración, cada paso y cada momento de presencia. Tu camino para desbloquear tu potencial de salud mental a través de la vida con conciencia plena comienza ahora.

Capitulo 8 Superando Obstáculos: Un Viaje hacia el Bienestar Mental

En el tapiz de nuestras vidas, el hilo del bienestar mental teje un tejido vibrante y resiliente. El viaje de la vida a menudo está marcado por giros y vueltas, desafíos y triunfos. En medio de este paisaje en constante cambio, el bienestar mental es la brújula que nos guía, un faro de luz que ilumina el camino hacia una vida plena y equilibrada. Este capítulo explora el profundo viaje hacia el bienestar mental, enfatizando que está al alcance de todos, independientemente de los desafíos que enfrentemos. **El Paisaje del Bienestar Mental:** El bienestar mental abarca un amplio espectro de experiencias, emociones y estados mentales. No se trata de la ausencia de desafíos o emociones negativas, sino de la capacidad de navegarlos con resiliencia y un sentido de equilibrio. El bienestar mental implica:

1. Resiliencia Emocional: La capacidad de recuperarse de los contratiempos, hacer frente al estrés y adaptarse al cambio.

2. Emociones Positivas: Experimentar alegría, gratitud, satisfacción y otras emociones positivas que mejoran nuestra calidad de vida.

3. Autoconciencia: Comprender nuestros pensamientos, sentimientos y comportamientos, y su impacto en nuestro bienestar.

4. Relaciones Saludables: Construir y nutrir relaciones de apoyo que contribuyan a nuestro crecimiento emocional y psicológico.

5. Sentido y Propósito: Descubrir un sentido y propósito en nuestras vidas que impulse nuestras acciones y alimente nuestro bienestar. **El Viaje hacia el Bienestar Mental:** El viaje hacia el bienestar mental es un proceso de toda la vida, un tapiz dinámico y en constante evolución que tejemos con intención y cuidado. Si bien el camino puede variar para cada individuo, existen elementos esenciales que definen este viaje:

6. Autodescubrimiento: El viaje comienza con el autodescubrimiento: una inmersión profunda en tus pensamientos, emociones, valores y creencias. Implica reflexionar sobre tus experiencias de vida y comprender cómo han moldeado tu bienestar mental.

7. Resiliencia Emocional: Construir resiliencia emocional es un componente crucial del viaje. Implica desarrollar la capacidad de manejar el estrés, regular las emociones y recuperarse de la adversidad.

8. Psicología Positiva: Abrazar los principios de la psicología positiva te permite cultivar emociones positivas, fortalezas y un sentido de

propósito. Se trata de cambiar tu enfoque de lo que está mal a lo que está bien en tu vida.

9. Construcción de Relaciones: Construir y nutrir relaciones saludables es esencial para el bienestar mental. Las conexiones de apoyo con amigos, familiares y la comunidad pueden proporcionar una red de seguridad de comprensión y ayuda en momentos difíciles.

10. Autocuidado: Priorizar actividades y prácticas de autocuidado que promuevan el bienestar físico, emocional y mental es fundamental. El autocuidado incluye prácticas como el ejercicio, la relajación, la atención plena y los pasatiempos que brindan alegría.

11. Sentido y Propósito: Buscar un sentido y propósito es un aspecto transformador del viaje. Implica identificar tus valores y alinear tus acciones con tus aspiraciones más profundas.

12. Resiliencia y Afrontamiento: Desarrollar estrategias de afrontamiento y habilidades de resiliencia te capacita para navegar eficazmente los desafíos de la vida. Se trata de encontrar formas constructivas de responder al estrés y la adversidad. **El Papel de la Psicología Positiva:** La psicología positiva es una luz guía en el viaje hacia el bienestar mental. Enfatiza el cultivo de fortalezas, resiliencia y felicidad. Así es como la psicología positiva contribuye al viaje:

13. Enfoque en Fortalezas: La psicología positiva fomenta un enfoque en las fortalezas, centrándose en lo que las personas hacen bien y en sus cualidades únicas.

14. Gratitud: La gratitud es un pilar de la psicología positiva. Practicar la gratitud fomenta una sensación de contento y aprecio por el momento presente.

15. Optimismo: La psicología positiva promueve el optimismo, una perspectiva positiva de la vida que ve los desafíos como oportunidades de crecimiento.

16. Atención Plena: Las prácticas de atención plena son fundamentales en la psicología positiva, fomentando la conciencia, la presencia y la regulación emocional.

17. Flujo: El concepto de flujo, o estar completamente inmerso en una actividad, es otro elemento clave de la psicología positiva que mejora el bienestar. **El Poder Transformador de la Resiliencia:** La resiliencia es

un aspecto fundamental del bienestar mental. Es la capacidad de resistir la adversidad, adaptarse al cambio y recuperarse de los contratiempos. La resiliencia nos permite enfrentar los desafíos de la vida con valentía y recursos. Construir resiliencia implica:

18. Regulación Emocional: La capacidad de gestionar y regular las emociones de manera efectiva, reduciendo el impacto del estrés y la turbulencia emocional.

19. Resolución de Problemas: Desarrollar habilidades para resolver problemas y abordar los desafíos y desencadenantes que afectan nuestro bienestar mental.

20. Apoyo Social: Construir y mantener relaciones de apoyo que sirvan como fuente de comprensión y apoyo.

21. Perspectiva Positiva: Cultivar una perspectiva positiva de la vida, incluso en medio de las dificultades, centrándose en las fortalezas y oportunidades. El Papel del Autocuidado El autocuidado es fundamental para el bienestar mental. Es la práctica de priorizar actividades y prácticas que promuevan el bienestar y reduzcan el estrés. El autocuidado incluye:

22. Salud Física: Participar en actividad física regular, mantener una dieta equilibrada y dormir lo suficiente.

23. Salud Emocional: Practicar la regulación emocional y la autocompasión, buscar terapia cuando sea necesario y expresar las emociones de manera constructiva.

24. Atención Plena y Relajación: Incorporar la atención plena, la meditación y las técnicas de relajación en tu rutina diaria.

25. Conexiones Sociales: Nutrir relaciones de apoyo con amigos y seres queridos, y buscar apoyo social cuando enfrentes desafíos.

26. Creatividad y Pasatiempos: Participar en actividades creativas y pasatiempos que brinden alegría y relajación. Descubriendo Sentido y Propósito Uno de los aspectos más transformadores del viaje hacia el bienestar mental es descubrir sentido y propósito en tu vida. Implica:

27. Exploración de Valores: Identificar tus valores fundamentales, lo que realmente importa en tu vida.

28. Establecimiento de Metas: Establecer metas significativas alineadas con tus valores y aspiraciones.

29. Contribución a los Demás: Encontrar formas de contribuir al bienestar de los demás y de la comunidad, lo que mejora tu sentido de propósito. Conclusión: Tu Viaje hacia el Bienestar Mental El viaje hacia el bienestar mental es un proceso dinámico y en constante evolución que requiere intención, autocompasión y resiliencia. Es un tapiz tejido a partir del autodescubrimiento, la resiliencia emocional, la psicología positiva, las relaciones, el autocuidado y un sentido de sentido y propósito. Mientras profundizamos en las necesidades específicas de salud mental en los capítulos que siguen, recuerda que el viaje hacia el bienestar mental está al alcance de todos. Es un viaje de autodescubrimiento, crecimiento y resiliencia, un viaje que te permite superar los desafíos y abrazar la plenitud de la vida. Tu viaje hacia el bienestar mental comienza ahora.

Capitulo 9
Prosperando en Tiempos Turbulentos: Tu Mapa de Salud Mental

En medio de las tormentas de la vida, tu mapa de salud mental se convierte en tu estrella guía, llevándote hacia un lugar de prosperidad. La vida es un viaje en constante cambio, a menudo marcado por la imprevisibilidad, los desafíos y momentos de turbulencia. Estos tiempos turbulentos pueden poner a prueba nuestra salud mental, pero con un mapa de salud mental bien construido, podemos atravesar la adversidad y no solo sobrevivir, sino prosperar. En este capítulo, exploramos los componentes esenciales de tu mapa de salud mental y cómo utilizarlo de manera efectiva. **Comprendiendo los Tiempos Turbulentos:** Los tiempos turbulentos se caracterizan por factores estresantes externos o luchas internas que pueden perturbar nuestro sentido de bienestar. Pueden tomar diversas formas, como:

1. Desafíos Externos: Estos incluyen eventos de la vida, como dificultades financieras, pérdida de empleo, problemas de relación o la pérdida de un ser querido.

2. Luchas Internas: La turbulencia interna puede surgir de condiciones de salud mental como la ansiedad, la depresión o el trauma, así como de patrones de pensamiento negativos y angustia emocional.

3. Eventos Globales y Sociales: Eventos como desastres naturales, crisis económicas o pandemias pueden crear turbulencias generalizadas que afectan a las personas a nivel colectivo. El Mapa de Salud Mental Tu mapa de salud mental es un plan personalizado y flexible que te equipa para navegar eficazmente en tiempos turbulentos. Sirve como tu estrella guía, ayudándote a encontrar tu camino de regreso al bienestar mental. Aquí están los componentes clave:

4. Autoconciencia: La base de tu mapa es la autoconciencia. Esto implica reconocer tus emociones, pensamientos y desencadenantes. La autoconciencia te permite identificar cuándo estás experimentando turbulencia y las necesidades específicas de salud mental que surgen.

5. Construcción de Resiliencia: Construir resiliencia es crucial para prosperar en tiempos turbulentos. La resiliencia implica desarrollar fuerza emocional, adaptabilidad y la capacidad de recuperarse de la adversidad.

6. Sistema de Apoyo: Tu mapa incluye un sistema de apoyo que consiste en amigos, familiares, mentores o profesionales de la salud mental que pueden proporcionar asistencia, orientación y comprensión durante los momentos difíciles.

7. Estrategias de Afrontamiento: Desarrolla un repertorio de estrategias de afrontamiento que se adapten a tus necesidades únicas. Estas estrategias pueden incluir la atención plena, técnicas de relajación, ejercicio, expresión creativa o terapia.

8. Autocuidado: Prioriza actividades de autocuidado que promuevan el bienestar físico, emocional y mental. El autocuidado actúa como un amortiguador contra los factores estresantes de los tiempos turbulentos.

9. Atención Plena: Incorpora prácticas de atención plena en tu rutina diaria. La atención plena mejora tu capacidad para estar presente y manejar el estrés de manera efectiva.

10. Adaptabilidad: Cultiva la adaptabilidad como una mentalidad. Estar abierto al cambio y ser resiliente frente a la incertidumbre es una habilidad valiosa.

11. Psicología Positiva: Abraza los principios de la psicología positiva, centrándote en las fortalezas, el optimismo, la gratitud y las emociones positivas como herramientas para prosperar. Autoconciencia: La Brújula de Tu Mapa La autoconciencia es la brújula de tu mapa de salud mental. Te permite navegar en tiempos turbulentos comprendiendo tu paisaje emocional, patrones de pensamiento y desencadenantes. Así es cómo cultivar la autoconciencia:

12. Reconocimiento de Emociones: Practica reconocer y etiquetar tus emociones. Lleva un diario para hacer un seguimiento de tus experiencias emocionales e identificar patrones.

13. Auto-Reflexión Consciente: Participa en la auto-reflexión consciente reservando tiempo cada día para hacer un chequeo contigo mismo. Pregúntate cómo te sientes emocional, mental y físicamente.

14. Monitoreo de Pensamientos: Presta atención a tus patrones de pensamiento. ¿Son predominantemente negativos o positivos? ¿Son útiles o no útiles? Identificar patrones de pensamiento negativos te permite desafiarlos y reformularlos.

15. Conciencia de Desencadenantes: Sé consciente de las situaciones, personas o circunstancias que desencadenan angustia emocional o turbulencia. Reconocer estos desencadenantes puede ayudarte a desarrollar estrategias para manejarlos. Construyendo Resiliencia: Tu Armadura en la Turbulencia La resiliencia es tu armadura en tiempos turbulentos. Te capacita para resistir la adversidad y recuperarte de los contratiempos. Así es cómo construir la resiliencia:

16. Regulación Emocional: Desarrolla habilidades de regulación emocional para manejar eficazmente las emociones intensas. Técnicas como la respiración profunda, la relajación muscular progresiva y la atención plena pueden ayudar.

17. Resolución de Problemas: Mejora tus habilidades para resolver problemas y abordar los desafíos y factores estresantes que encuentres. Divide los problemas en pasos manejables y toma medidas proactivas.

18. Soporte Social: Apóyate en tu sistema de apoyo en tiempos turbulentos. Comparte tus desafíos y emociones con amigos o familiares de confianza que puedan brindar comodidad y comprensión.

19. Perspectiva Positiva: Cultiva una perspectiva positiva de la vida centrada en tus fortalezas, oportunidades y el potencial de crecimiento incluso en circunstancias difíciles. El Papel del Sistema de Apoyo Tu sistema de apoyo es un elemento crítico de tu mapa de salud mental. Estas son las personas que ofrecen comprensión, empatía y asistencia cuando más lo necesitas. Considera lo siguiente al construir tu sistema de apoyo:

20. Identifica Apoyos Clave: Identifica amigos, familiares, mentores o profesionales de salud mental que pueden brindar apoyo en tiempos turbulentos.

21. Comunicación: Comunica abiertamente tus necesidades y sentimientos con tu sistema de apoyo. Déjales saber cómo pueden ayudarte mejor.

22. Límites: Establece límites para proteger tu bienestar mental. Comunica tus límites de manera clara y asertiva para evitar sentirte abrumado.

23. Busca Apoyo: No dudes en buscar a tu sistema de apoyo cuando enfrentes turbulencias. Compartir tus experiencias puede aliviar las cargas emocionales y proporcionar alivio. Estrategias de

Afrontamiento: Herramientas en Tu Caja de Herramientas Tu mapa de salud mental incluye estrategias de afrontamiento que funcionan como herramientas en tu caja de herramientas para manejar tiempos turbulentos. Explora y practica una variedad de mecanismos de afrontamiento para determinar cuáles funcionan mejor para ti:

24. Atención Plena y Relajación: Participa en la meditación de atención plena, ejercicios de respiración profunda o relajación muscular progresiva para reducir el estrés y promover la regulación emocional.

25. Ejercicio: La actividad física puede ser una herramienta poderosa para manejar las emociones y promover el bienestar mental. Encuentra una rutina de ejercicio que disfrutes y a la que puedas comprometerte.

26. Expresión Creativa: Participa en salidas creativas como arte, escritura, música o baile para expresar tus emociones y encontrar consuelo.

27. Terapia: Considera buscar terapia o asesoramiento de un profesional de salud mental capacitado para brindar apoyo y orientación durante tiempos difíciles.

28. Actividades Positivas: Participa en actividades que te brinden alegría y satisfacción. Esto podría incluir pasar tiempo con seres queridos, seguir pasatiempos o hacer voluntariado. Autocuidado: Tus Rituales Diarios El autocuidado es la base de tu mapa de salud mental. Involucra rituales y prácticas diarias que priorizan tu bienestar. Así es cómo establecer una rutina de autocuidado:

29. Evalúa Tus Necesidades: Identifica tus necesidades físicas, emocionales y mentales. ¿Qué actividades o prácticas promueven tu bienestar?

30. Crea una Rutina: Establece una rutina diaria de autocuidado que incorpore actividades que nutran tu mente, cuerpo y alma.

31. Prioriza el Descanso: Asegúrate de dormir lo suficiente y descansar para rejuvenecer tu cuerpo y mente.

32. Dieta Saludable: Mantén una dieta equilibrada que apoye tu salud física y mental.

33. Ejercicio: Incorpora actividad física regular en tu rutina para liberar endorfinas y reducir el estrés.

Chapter 10

Recuperando la Alegría: Transformando los Desafíos de la Salud Mental
En las profundidades de los desafíos de la salud mental yace el potencial de transformación, crecimiento y el redescubrimiento de la alegría. A lo largo de este viaje al mundo de la salud mental, hemos explorado el intrincado paisaje de las emociones, la resiliencia, la autoconciencia y las herramientas que tenemos a nuestra disposición para navegar por los mares turbulentos de la vida. En este capítulo final, profundizamos en el poder transformador que surge al enfrentar de frente los desafíos de la salud mental y cómo podemos recuperar la alegría en el proceso. **La Naturaleza de los Desafíos de la Salud Mental:** Los desafíos de la salud mental pueden abarcar una amplia gama de experiencias, desde condiciones comunes como la ansiedad y la depresión hasta problemas más complejos como el trauma o la adicción. Estos desafíos pueden interrumpir nuestras vidas, afectando nuestras relaciones, trabajo y bienestar general. Sin embargo, es importante reconocer que los desafíos de la salud mental no nos definen. Son parte de nuestro viaje, no la totalidad de él. Así como las tormentas pasan, los desafíos de la salud mental pueden ser navegados, y podemos salir de ellos más fuertes y sabios. El Potencial de Transformación En medio de los desafíos de la salud mental, existe un profundo potencial de transformación. Es dentro del crisol de la lucha donde podemos descubrir fortalezas ocultas, adquirir autoconciencia y, en última instancia, transformarnos a nosotros mismos. Aquí hay algunas formas en que la transformación puede ocurrir:

1. Descubrimiento Personal: Los desafíos de la salud mental a menudo promueven una profunda autorreflexión. Podemos descubrir aspectos de nosotros mismos que nunca supimos que existían o ganar conocimientos sobre patrones arraigados.

2. Empatía: Pasar por desafíos de la salud mental puede cultivar la empatía y la compasión por otros que enfrentan luchas similares. Nos volvemos mejor preparados para apoyarnos y comprendernos mutuamente.

3. Resiliencia: Sobrevivir a los desafíos de la salud mental construye resiliencia. Aprendemos que podemos resistir, adaptarnos y crecer más

fuertes incluso frente a la adversidad.

4. Reevaluación de Prioridades: Los desafíos nos obligan a reevaluar nuestras prioridades. Podemos replantear lo que realmente importa en la vida, lo que conduce a una mayor satisfacción y propósito.

5. Incremento del Autocuidado: Los desafíos de la salud mental a menudo requieren un énfasis en el autocuidado. Nos volvemos más conscientes de nuestras necesidades y priorizamos prácticas que promueven el bienestar. El Papel del Apoyo El apoyo es inestimable cuando se navegan los desafíos de la salud mental. Ya sea de amigos, familiares o profesionales de la salud mental, el apoyo proporciona un salvavidas en momentos difíciles. Así es cómo aprovechar el poder del apoyo:

6. Comunica tus Necesidades: No dudes en comunicarte con tu red de apoyo. Compartir tus experiencias y emociones, hablar de tus desafíos puede proporcionar alivio.

7. Terapia: Considera la terapia o el asesoramiento de un profesional de salud mental que pueda brindar orientación y estrategias adaptadas a tus necesidades.

8. Apoyo entre Pares: Los grupos de apoyo entre pares o las comunidades en línea pueden ser una fuente de comprensión y conexión con otros que han enfrentado desafíos similares.

9. Comunicación: Sé abierto y honesto en tu comunicación con tu sistema de apoyo. Hazles saber cómo pueden ayudarte de manera efectiva. **Cultivando la Resiliencia:** La resiliencia es un activo vital al enfrentar desafíos de salud mental. Nos permite adaptarnos, perseverar y emerger más fuertes. Aquí hay algunas formas de cultivar la resiliencia:

10. Regulación Emocional: Desarrolla habilidades de regulación emocional para manejar las intensas emociones que a menudo acompañan a los desafíos de la salud mental.

11. Auto-Compasión: Practica la auto-compasión tratándote con la misma amabilidad y comprensión que ofrecerías a un amigo.

12. Mecanismos de Afrontamiento Positivos: Construye un repertorio de mecanismos de afrontamiento positivos, como la atención plena, técnicas de relajación o salidas creativas.

13. Mentalidad de Crecimiento: Adopta una mentalidad de crecimiento que ve los desafíos como oportunidades para el desarrollo personal y el aprendizaje.

14. Apoyo Social: Apóyate en tu sistema de apoyo durante los momentos desafiantes. Busca comprensión y aliento de amigos, familiares o grupos de apoyo. **Redescubriendo la alegría**: En medio de los desafíos de la salud mental, puede parecer que la alegría se ha desvanecido en el fondo. Sin embargo, la alegría no se pierde, sino que se encuentra temporalmente oscurecida. Aquí hay estrategias para redescubrir y nutrir la alegría:

15. Práctica de la Gratitud: Cultiva la gratitud centrándote en los aspectos positivos de la vida, por pequeños que sean. Crea un diario de gratitud diario para capturar momentos de alegría.

16. Participa en Actividades que Amas: Reconéctate con pasatiempos, intereses o actividades que te brinden alegría y satisfacción.

17. Atención Plena: Practica la atención plena para saborear el momento presente y encontrar alegría en los placeres simples.

18. Busca el Placer: Haz un esfuerzo deliberado para buscar actividades que te brinden placer y disfrute.

19. Conéctate con Seres Queridos: Pasa tiempo con seres queridos que aporten alegría y positividad a tu vida. El Camino hacia la Sanación Sanar de los desafíos de la salud mental no es lineal y puede implicar retrocesos en el camino. Es esencial tener paciencia contigo mismo y reconocer que la sanación es un proceso. Aquí hay pasos para abrazar el camino hacia la sanación:

20. Aceptación: Acepta que los desafíos de la salud mental son parte de tu viaje, no un reflejo de tu valía.

21. Ayuda Profesional: Busca ayuda profesional si es necesario. Los terapeutas y consejeros pueden proporcionar orientación y estrategias adaptadas a tu situación.

22. Auto-Compasión: Trátate con compasión y amabilidad. Evita la autocrítica y el diálogo interno negativo.

23. Estilo de Vida Saludable: Prioriza un estilo de vida saludable que incluya ejercicio regular, una dieta equilibrada y un sueño adecuado.

24. Sistema de Apoyo: Apóyate en tu sistema de apoyo para obtener

comprensión, empatía y ayuda cuando sea necesario. Conclusión: Recuperando la Alegría En el tapiz de nuestras vidas, los desafíos de la salud mental pueden representar momentos de oscuridad, pero no definen la totalidad de nuestra historia. Al abrazar estos desafíos, buscar apoyo, cultivar la resiliencia y nutrir la alegría, tenemos el poder de transformarnos y reclamar la alegría que es nuestro derecho de nacimiento. Recuerda que no estás solo en este viaje. Busca el apoyo de tu sistema de apoyo, busca ayuda profesional si es necesario y nunca subestimes la resiliencia del espíritu humano. Tu capacidad para la transformación, el crecimiento y la alegría es ilimitada, y el camino para reclamarla comienza ahora. Que tu viaje esté lleno de sanación, redescubrimiento y la alegría que emerge desde dentro.

Capitulo 11
Un Llamado a la Acción por la Salud Mental

Ha llegado el momento de unirnos y defender la salud mental como una causa colectiva, fomentando la comprensión, el apoyo y el cambio. A medida que concluimos este viaje a través del intrincado paisaje de la salud mental, nos encontramos en un momento crucial en la historia. Las conversaciones sobre la salud mental han evolucionado, rompiendo el silencio y el estigma que la han rodeado durante demasiado tiempo. Sin embargo, nuestro trabajo está lejos de terminar. Estamos llamados a tomar medidas, no solo como individuos, sino como una comunidad global, para impulsar el cambio, la compasión y el progreso en el ámbito de la salud mental. El Desafío Global de la Salud Mental Los desafíos de la salud mental no conocen fronteras, afectando a personas de todas las edades, orígenes y estilos de vida. No se limitan a una región o grupo demográfico particular, sino que afectan a cada rincón de nuestro mundo. Las estadísticas son impactantes: millones de vidas se ven afectadas por trastornos de salud mental, y las consecuencias se extienden a través de familias, comunidades y sociedades. El desafío global de la salud mental no es un problema aislado; está entrelazado con numerosos factores sociales, como el acceso a la atención médica, los sistemas de apoyo social, las disparidades económicas y las actitudes culturales. Para abordar este desafío de manera efectiva, debemos reconocerlo como una responsabilidad compartida que exige acción colectiva. Rompiendo el Silencio Uno de los pasos más críticos para abordar la salud mental es romper el silencio que ha perpetuado el estigma y la discriminación. Al hablar abiertamente sobre nuestras propias experiencias y apoyar a otros para hacer lo mismo, podemos disipar los mitos y las ideas equivocadas sobre las condiciones de salud mental. Romper el silencio significa:

1. Compartir Nuestras Historias: Al compartir nuestras historias personales, podemos ayudar a otros a comprender la realidad de vivir con desafíos de salud mental. Podemos inspirar esperanza y fomentar la empatía.
2. Abogar por la Vulnerabilidad: La vulnerabilidad no es un signo de debilidad, sino una demostración de fortaleza. Al abrazar la vulnerabilidad, alentamos a otros a hacer lo mismo.
3. Crear Espacios Seguros: Establecer espacios seguros donde las personas

puedan compartir sus experiencias sin temor a ser juzgadas es esencial. Estos espacios fomentan la comprensión y el apoyo. Fomentando la Comprensión y la Empatía La comprensión es la base sobre la cual se construye la empatía. Para fomentar la comprensión, debemos educarnos a nosotros mismos y a otros sobre la salud mental, desmitificar los trastornos y promover información precisa. Esta comprensión lleva a la empatía, que forma la base de la acción compasiva. Fomentar la comprensión y la empatía implica:

4. Iniciativas Educativas: Apoyar programas educativos que enseñen a las personas sobre la salud mental, su prevalencia y la importancia de buscar ayuda cuando sea necesario.

5. Responsabilidad de los Medios de Comunicación: Fomentar representaciones responsables de temas de salud mental en los medios y abogar por una representación precisa y sensible.

6. Apoyo a los Seres Queridos: Escuchar y apoyar a los seres queridos que pueden enfrentar desafíos de salud mental, ofrecer una mano amiga y alentarlos a buscar ayuda profesional si es necesario.

7. Reducción de la Discriminación: Oponerse a la discriminación y abogar por políticas y prácticas que promuevan la igualdad de trato para las personas con condiciones de salud mental. Acceso a la Atención y los Recursos El acceso a la atención de salud mental y los recursos es un derecho fundamental. No debería estar determinado por la ubicación geográfica, el estatus socioeconómico u otras disparidades. Para garantizar que todos puedan acceder a la atención y los recursos que necesitan, debemos abogar por cambios en todos los niveles de la sociedad. Mejorar el acceso a la atención implica:

8. Defensa de Políticas: Abogar por políticas que prioricen la salud mental, incluido un aumento en la financiación de los servicios de atención de salud mental y una mejora en la cobertura de seguros.

9. Reducir Barreras: Identificar y reducir las barreras que impiden que las personas busquen ayuda, como el estigma, el costo o la falta de servicios disponibles.

10. Promoción de la Intervención Temprana: Hacer hincapié en la importancia de la intervención temprana y los esfuerzos de prevención para abordar los desafíos de salud mental antes de que se agraven.

11. Comunidades de Apoyo: Crear comunidades que ofrezcan una red de apoyo, incluidos grupos de apoyo entre pares, líneas de ayuda en crisis y recursos en línea. Abogacía y Activismo La abogacía y el activismo son herramientas poderosas para impulsar el cambio en el panorama de la salud mental. Como individuos y comunidades, tenemos la capacidad de alzar nuestras voces, exigir acción y responsabilizar a las instituciones por su respuesta a las necesidades de salud mental. La abogacía y el activismo abarcan:

12. Organizaciones de Abogacía: Apoyar y participar en organizaciones dedicadas a la abogacía, la investigación y la conciencia sobre la salud mental.

13. Acción Legislativa: Participar en esfuerzos para influir en la legislación y los cambios de políticas que beneficien la atención de salud mental y el acceso.

14. Iniciativas Comunitarias: Iniciar proyectos e iniciativas basados en la comunidad que promuevan la conciencia y el apoyo a la salud mental.

15. Campañas Mediáticas y de Concienciación: Participar y promover campañas y eventos de concienciación sobre la salud mental que reduzcan el estigma y aumenten la conciencia pública. Apoyar a los Vulnerables Los desafíos de la salud mental pueden afectar de manera desproporcionada a poblaciones vulnerables. Esto incluye a personas que enfrentan discriminación, trauma o tienen acceso limitado a recursos. Para crear un panorama de salud mental más inclusivo y equitativo, es imperativo priorizar las necesidades de los vulnerables. Apoyar a los vulnerables implica:

16. Equidad e Inclusión: Abogar por el acceso equitativo a la atención de salud mental y los recursos para todos, independientemente de su origen o circunstancias.

17. Atención Informada Sobre el Trauma: Promover la atención informada sobre el trauma que reconozca el impacto del trauma en la salud mental y proporcione servicios sensibles y de apoyo.

18. Competencia Cultural: Garantizar que los servicios de salud mental sean culturalmente competentes y respetuosos de diversas culturas y creencias. Conclusión: Un Llamado a la Acción Ha llegado el momento de unirnos como comunidad global y defender la salud

mental como una causa colectiva. Debemos romper el silencio, fomentar la comprensión y la empatía, mejorar el acceso a la atención y abogar por el cambio. Juntos, podemos crear un mundo donde la salud mental sea una prioridad, donde el apoyo esté disponible y donde el estigma y la discriminación ya no tengan influencia. Este es un llamado a la acción, no solo para hoy, sino para el futuro. Es un llamado para que cada uno de nosotros desempeñe nuestro papel, por pequeño que sea, en el continuo viaje hacia la equidad y la compasión en la salud mental. Seamos los agentes del cambio, los defensores y las voces que aumenten la conciencia, reduzcan el estigma y transformen vidas. Que nos unamos en la causa de la salud mental y forjemos un camino hacia un futuro más brillante y compasivo.

Soluciones para abordar los desafíos de salud mental y promover el bienestar mental:

Romper el Estigma y el Silencio:

1. Promover conversaciones abiertas sobre la salud mental.
2. Educar a usted mismo y a otros sobre la salud mental.
3. Compartir historias personales para reducir el estigma.
4. Apoyar campañas de concientización sobre la salud mental.
5. Fomentar la empatía y la comprensión.

Fomentar la Comprensión: 6. Asistir a talleres y seminarios sobre salud mental.

1. Leer libros y artículos sobre salud mental.
2. Participar en conversaciones con profesionales de la salud mental.
3. Fomentar la empatía a través de la escucha activa.
4. Desafiar concepciones erróneas y estereotipos.

Acceso a la Atención y los Recursos: 11. Abogar por una mejor financiación de la atención de salud mental.

1. Apoyar políticas para servicios de salud mental asequibles.
2. Crear clínicas de salud mental en áreas desatendidas.
3. Desarrollar opciones de telemedicina para áreas remotas.
4. Establecer líneas de crisis y recursos en línea.

Apoyo y Empatía: 16. Ser un oyente comprensivo para amigos y seres queridos.

1. Fomentar la búsqueda de ayuda profesional cuando sea necesario.
2. Ofrecer asistencia práctica en tiempos difíciles.
3. Asistir a grupos de apoyo o sesiones de terapia.
4. Compartir recursos de salud mental y líneas de ayuda.

Auto-Cuidado y Bienestar: 21. Priorizar rutinas de auto-cuidado.

1. Mantener una dieta equilibrada.

2. Participar en actividad física regular.
3. Dormir y descansar adecuadamente.
4. Practicar técnicas de atención plena y relajación.

Construcción de la Resiliencia: 26. Desarrollar habilidades de regulación emocional.

1. Cultivar una mentalidad de crecimiento.
2. Buscar terapia o asesoramiento profesional.
3. Explorar salidas creativas como el arte o la música.
4. Mejorar las habilidades de resolución de problemas.

Manejo del Estrés: 31. Identificar factores de estrés y desencadenantes.

1. Practicar técnicas de reducción de estrés.
2. Crear un conjunto de herramientas para aliviar el estrés.
3. Establecer límites para gestionar los factores de estrés.
4. Utilizar estrategias de gestión del tiempo.

Conexión Social: 36. Cultivar relaciones significativas.

1. Asistir a eventos y reuniones sociales.
2. Hacer voluntariado en su comunidad.
3. Unirse a clubes o grupos de interés.
4. Construir una red de apoyo.

Recuperación de Adicciones:
41. Buscar tratamiento profesional para la adicción.

1. Asistir a grupos de apoyo como AA o NA.
2. Desarrollar mecanismos de afrontamiento saludables.
3. Identificar desencadenantes de la adicción y evitarlos.
4. Rodearse de un sistema de apoyo sobrio.

Recuperación de Traumas: 46. Considerar terapia centrada en el trauma.

1. Practicar técnicas de enraizamiento.

2. Participar en expresión creativa como terapia.
3. Construir un sistema de apoyo para sobrevivientes de traumas.
4. Fomentar un entorno seguro y nutritivo.

Estas soluciones abarcan varios aspectos de la salud mental, desde la concienciación y la comprensión hasta la promoción del acceso a la atención, el auto-cuidado y la recuperación. La implementación de estas estrategias puede contribuir a un entorno de salud mental más solidario y compasivo.

Conclusión

Una Sinfonía de Esperanza para la Salud Mental

En el tapiz de nuestras vidas, la salud mental es el hilo vibrante que teje nuestras experiencias juntas. Permítanlo ser un hilo de esperanza, compasión y comprensión.

Al llegar a la culminación de nuestra exploración en el intrincado mundo de la salud mental, nos encontramos parados en el precipicio de una transformación, una transformación no solo de individuos, sino de sociedades, comunidades y el mundo en general. Hemos viajado a través de las profundidades de las emociones, la resiliencia, el apoyo y la acción, todo en búsqueda de un mundo más brillante y compasivo para la salud mental.

La salud mental no es un esfuerzo solitario; es una sinfonía de experiencias, emociones e historias que resuenan en todos nosotros. Es la sinfonía de la esperanza que suena en los corazones de aquellos que han enfrentado la adversidad y han salido más fuertes. Es la sinfonía de la compasión que extiende una mano amiga a aquellos que lo necesitan. Es la sinfonía de la comprensión que abraza la diversidad de las experiencias humanas.

Los Hilos de la Esperanza y la Compasión

En esta sinfonía, los hilos de la esperanza y la compasión se entrelazan con el tejido de la existencia humana. La esperanza es la estrella guía que ilumina nuestro camino, la creencia de que el cambio es posible y la resiliencia que nos lleva a través de tiempos turbulentos. La compasión es el toque suave que calma las heridas, la comprensión que fomenta la empatía y la solidaridad que nos recuerda que no estamos solos en este viaje.

Juntas, la esperanza y la compasión pueden deshacer los nudos del estigma, la discriminación y el silencio que han envuelto a la salud mental durante demasiado tiempo. Pueden tejer una nueva narrativa, una que celebra la fuerza del espíritu humano, el poder de la vulnerabilidad y la belleza de la diversidad.

Una Sinfonía de Comprensión y Apoyo

La comprensión es el puente que nos conecta, permitiéndonos ver el mundo a través de los ojos de otro. Es la realización de que la salud mental es un lenguaje universal que trasciende fronteras, culturas y antecedentes. Fomentando la comprensión, abrimos el camino a la empatía, la piedra angular del apoyo y la compasión.

En esta sinfonía, el apoyo es la armonía que nos levanta cuando flaqueamos. Es la red de amigos, familiares y profesionales que están a nuestro lado durante nuestras horas más oscuras. El apoyo es la encarnación del amor, la aceptación y la validación. Nos recuerda que buscar ayuda es un signo de valentía, no de debilidad, y que merecemos cuidado y amabilidad.

La Melodía Continua de la Acción

Esta sinfonía no es una composición estática; es una melodía continua que requiere acción. Nos llama a romper el silencio que rodea a la salud mental, a educarnos a nosotros mismos y a los demás, y a abogar por el cambio. Nos anima a crear un mundo donde el acceso a la atención sea equitativo, el estigma se desvanezca y la comprensión sea universal.

La acción es el crescendo que nos empodera para transformar nuestras comunidades e instituciones. Es la fuerza que nos impulsa hacia un futuro donde la salud mental sea una prioridad, donde las personas sean apoyadas en sus viajes y donde todas las voces sean escuchadas. La acción es la encarnación de la resiliencia, la determinación y la creencia inquebrantable en la posibilidad de un mundo mejor.

Un Mundo de Resiliencia y Esperanza

En la gran sinfonía de la vida, la salud mental no es una simple nota, sino un acorde resonante que vibra en todos los aspectos de nuestra existencia. Es el acorde de la resiliencia, la melodía de la esperanza y la armonía de la compasión. Al concluir esta sinfonía, que sirva como un recordatorio de que la salud mental es un viaje compartido, uno en el que nos embarcamos juntos.

Sigamos desempeñando nuestros roles en esta sinfonía de esperanza para la salud mental. Rompamos el silencio, fomentemos la comprensión, nos apoyemos mutuamente y tomemos acción. Juntos, podemos crear un mundo donde la salud mental sea celebrada, donde el estigma sea reemplazado por la aceptación y donde el bienestar de cada individuo sea valorado.

Mientras la sinfonía de la salud mental se desarrolla, que sea un testimonio de la fuerza del espíritu humano, el poder de la comunidad y la melodía perdurable de la esperanza. Escuchemos su tonada y permitámosla guiarnos hacia un futuro donde la salud mental no sea solo un hilo, sino un vibrante tapiz de resiliencia, compasión y comprensión.

Que esta sinfonía resuene en nuestros corazones e nos inspire a crear un mundo donde la salud mental prospere y cada individuo encuentre el apoyo y la compasión que merece.

Juntos, sigamos componiendo esta sinfonía, una sinfonía de esperanza para la salud mental.

SOBRE EL AUTOR

Introducción:

El Dr. José De La Rosa es más que un educador, autor y políglota consumado; es un defensor compasivo dedicado a marcar la diferencia en la vida de las personas que luchan con problemas de salud mental, especialmente en circunstancias desafiantes. Nacido en la República Dominicana, el Dr. De La Rosa ha comprometido su carrera no solo a educar e inspirar, sino también a brindar una mano amiga a aquellos que enfrentan la depresión y otros desafíos de salud mental. **Biografía:** El viaje del Dr. José De La Rosa se caracteriza por una profunda dedicación al bienestar de los demás. Como educador distinguido, ha nutrido mentes, fomentando el amor por el lenguaje y el aprendizaje. Su influencia se ha extendido más allá del aula, impactando programas educativos en más de 30 países, incluyendo regiones de habla hispana en América Latina y España. **Logros Literarios:** El repertorio literario del Dr. De La Rosa abarca una amplia gama de temas, reflejando su compromiso arraigado con la educación y la cultura. Entre sus obras celebradas se encuentran "Wow Leadership," "Self-Esteem Encyclopedia," y "Mind Matters." Estas publicaciones no se tratan solo de conocimiento, sino también de brindar consuelo y orientación a quienes navegan por desafíos de salud mental. Reconocimiento Global: Sus libros han obtenido reconocimiento internacional, no solo por su estilo de escritura distintivo, sino también por el mensaje subyacente de esperanza y resiliencia, un mensaje que resuena profundamente con aquellos que enfrentan dificultades de salud mental. Competencia Multilingüe: La capacidad del Dr. De La Rosa para comunicarse fluidamente en varios idiomas, incluyendo español, inglés, francés, italiano y Creol haitiano, sirve como un puente para conectarse con personas de diversos orígenes y culturas. Esta habilidad única ha desempeñado un papel vital en la promoción del diálogo y la cooperación, especialmente en el ámbito de la defensa de la salud mental. **Pasión por la Salud Mental:** Incrustada en cada aspecto del trabajo del Dr. De La Rosa está su pasión inquebrantable por ayudar a las personas, especialmente a aquellos que están sumidos en las profundidades de los desafíos de salud mental y la depresión. Él cree que la educación y la comprensión pueden iluminar el camino hacia la curación y la recuperación. **Filosofía Educativa:** A través de sus obras escritas y conferencias, el Dr. De La Rosa comparte ideas y métodos innovadores para la enseñanza de idiomas, abogando por la importancia de la educación bilingüe y multicultural. Su enfoque se centra en hacer que el aprendizaje de idiomas no solo sea enriquecedor, sino también terapéutico, una herramienta poderosa para mejorar el bienestar mental.